大展好書　好書大展

品嘗好書　冠群可期

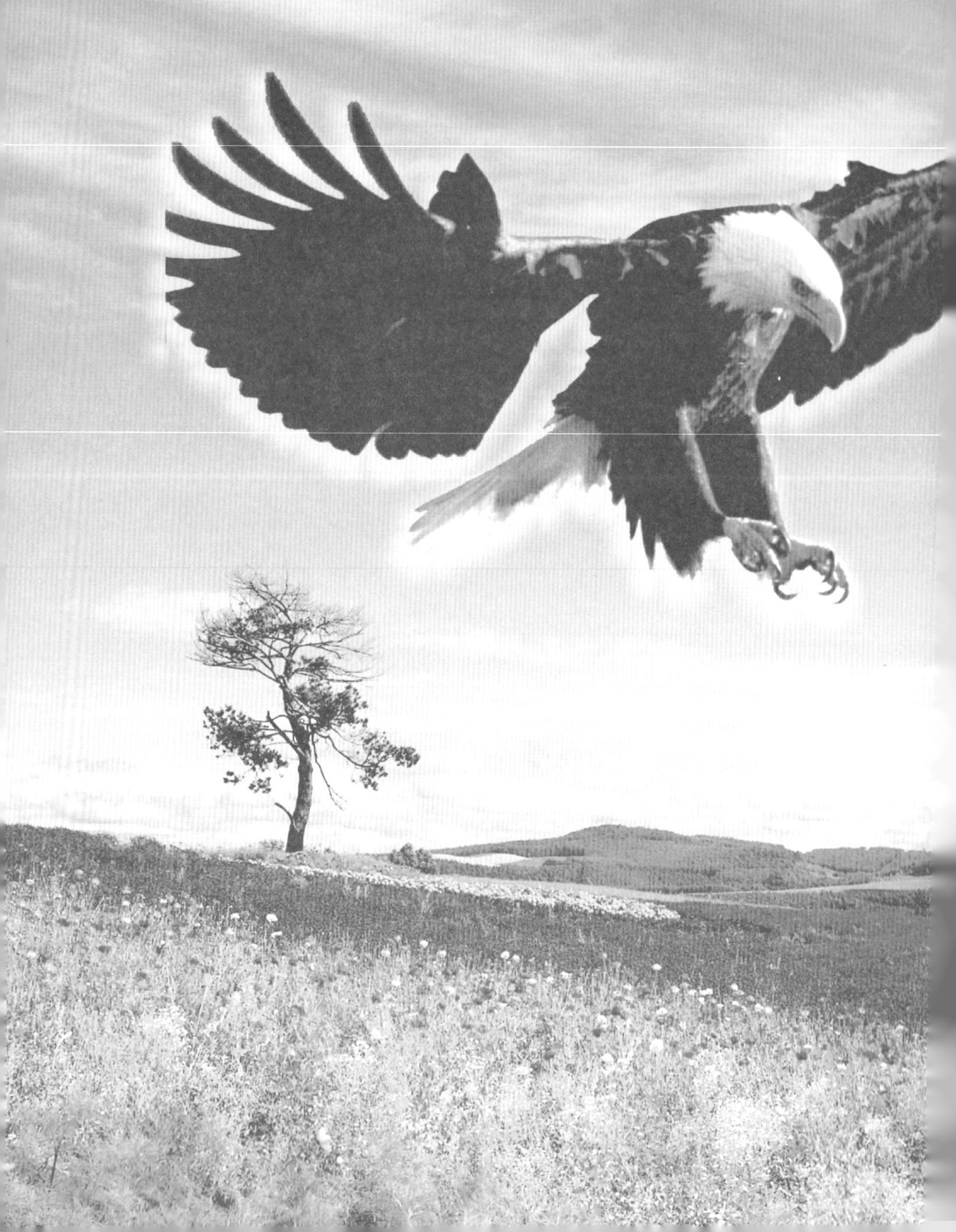

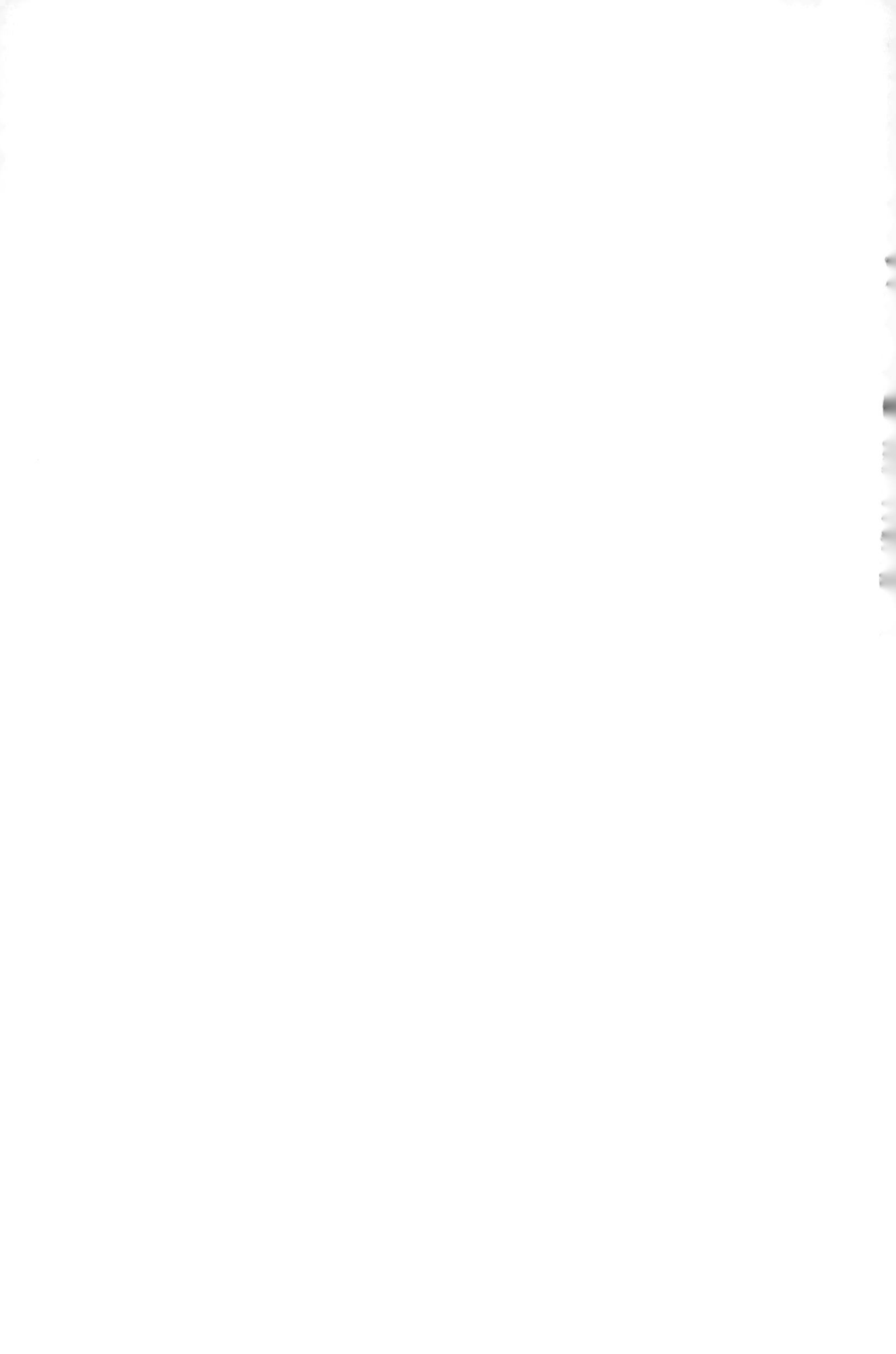

○天樞○
○天璇○
○天璣○
○天權○
○玉衡○
○開陽○
○搖光○

武當熊門七心活氣功

嚴蔚冰 黃順久◎編著

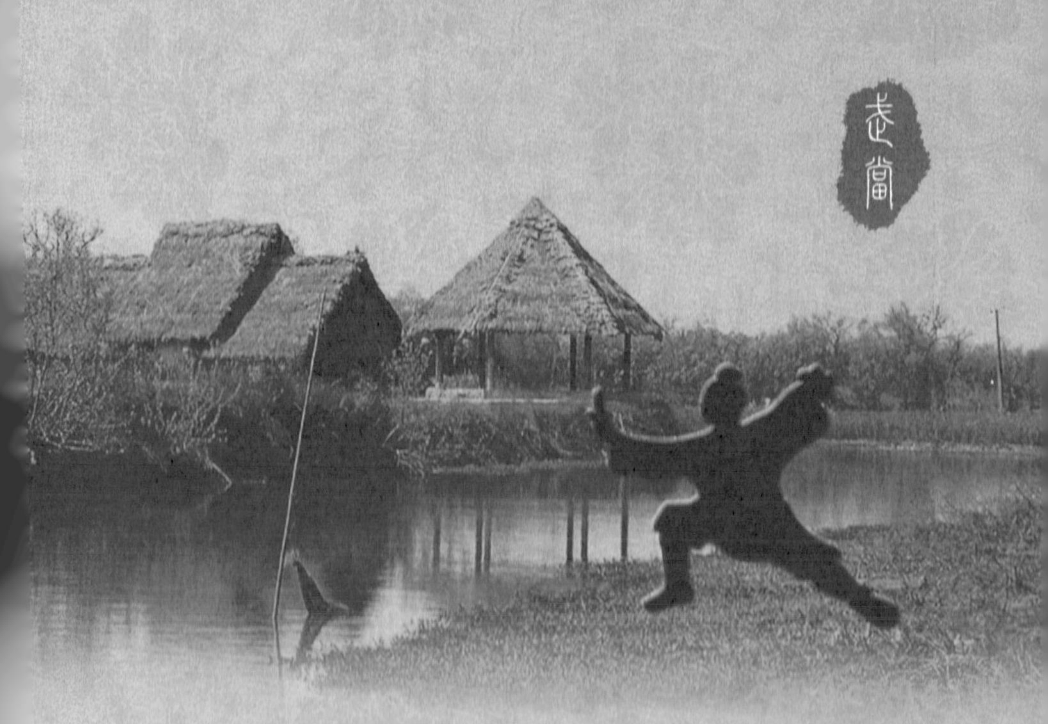

目　錄

一、自序……7

二、武當仙山與中華國術……11

三、張三豐與武當功夫……13

四、近代武當功夫簡述……25

五、《武當熊門七心活氣功》……27
1、《武當熊門七心活氣功》源流……28
2、《武當熊門七心活氣功》釋名……29
3、《武當熊門七心活氣功》初探……32

六、《武當熊門七心活氣功》分解演示……34
1、平氣功……34
2、正七功……37
①下丹田功……37
②中丹田功……41
③背部功……46
④四肢功……51
⑤上丹田功……56

⑥腰腹功……………………………………59
⑦心功………………………………………62
3、副七功……………………………………65
①霸王舉鼎……………………………………65
②鳳凰伸翅……………………………………72
③金雞抖力……………………………………75
④霸王撒鞭……………………………………80
⑤雙鳳朝陽……………………………………83
⑥黃龍纏腰……………………………………88
⑦金雞拍肚……………………………………93
4、收功把……………………………………96

七、十二經筋圖…………………………………99
1、手太陰經筋圖……………………………100
2、手陽明經筋圖……………………………101
3、足陽明經筋圖……………………………102
4、足太陰經筋圖……………………………103
5、手少陰經筋圖……………………………104
6、手太陽經筋圖……………………………105
7、足太陽經筋圖……………………………106
8、足少陰經筋圖……………………………107
9、手厥陰經筋圖……………………………108
10、手少陽經筋圖……………………………109
11、足少陽經筋圖……………………………110

12、足厥陰經筋圖……………………111

八、《武當熊門七心活氣功》功法機理……112

九、《武當熊門七心活氣功》吐納法………114

十、《武當熊門七心活氣功》拍打法………117

十一、練功注意事項…………………………120

後　　記……………………………………121

作者簡介……………………………………123

一、自 序

在荊楚大地生活工作了四十餘年，對那裡的風土人情有一種難以割捨的情懷，尤其是荊楚大地土生土長的國術，有著深厚的文化內涵，可惜武人不文，只有口傳心授，以德服人，才得以傳承至今。

現在我們所看到的武術套路表演大多大同小異，有人將此類表演戲稱為「舞術」。無論南拳與北腿其步法、身法也無多大區別，難怪還保留著原汁原味的「詠春拳」能在海外一枝獨秀，電影「葉問」的票房也說明了保護傳承的重要性。

七十年代至八十年代我們看到的湖北地方拳種和傳統套路還是原汁原味的，後來有人嫌他土、不瀟灑，隨之慢慢地都變了，變成了一種時尚，引進了技巧翻騰的動作，傳統國術固有的內涵也漸漸消失，現在要想找幾位老拳師將地方拳種和套路做個錄影都難了。

現在著手重新整理《武當熊門七心活氣功》，使我們又回到了那個歲月，湖北省地處長江中游，山川俊秀，氣候適宜，交通便利。有禪宗的發祥地黃梅，五祖寺位於鄂東南長江以北的東山，相傳「五祖拳」就發源於此；著名的道教聖地武當山坐落在湖北省的西陲，舉世聞名的太極拳就發源於此。首府武漢係南北水陸交通要道，素有九省通衢之稱，荊楚大地歷來為群雄爭戰之地，藏龍臥虎，因此各種拳法、功法自然彙集，派別繁多，各具特色，廣為流傳，習者眾多，高手輩出。

湖北的國術基本上分為三支。一支以統稱南拳的拳種，據傳「南拳」的祖師是禪宗五祖弘忍大師，流傳在鄂東南的「五祖拳」相傳是弘忍大師所傳、還有「岳家拳」等，均屬南拳體系。

一支是以武當山道人所傳的「武當內家拳」，相傳由元明之際武當山道士張三豐所創，道家養生功法是歷代養生學家傳承下來的。

一支是湖北地方土生土長的地方武術套路和功法。

岳家拳由南宋岳飛所傳，岳家的子孫傳承了岳家拳；太極拳及武當功法，大多為道家所傳，由道士在道觀內傳授，或由雲遊道人，隱匿民間秘傳，流傳不廣，調息和調身方法風格別具。太極拳和武當功法之功理和道家之陰陽、五行和八卦相聯，練養結合，主練內丹，著重養生，內涵技法。如太極內家拳法、劍法和內丹功，陰陽樁，搖樁，朝天樁，天罡氣五行功，純陽氣吐納功，運氣導引術，純陽吐納的靜功等，荊楚地方拳法和功法，則具有濃厚的地方文化色彩，從功法要領到練功步驟在文字記載上都有濃厚的鄉土氣息，如將一節動功，稱為一個把子，吐音法所發出的音響都用地方音。

流傳較廣的有十八羅漢功、霸王功、鐵板功、地皮功、活氣功等等，這些功法都是以排打功為基礎，具有排濁留清，強壯體魄的功效，其特點是見效快，如羅漢功，傳授時講明只要認真習煉七個七天即四十九天就能初步成功。還有鄂西土家族、苗族，也流傳著各種健身功法，他們注重功力，講求實用。據統計湖北單是武術氣功就有五十餘種，故湖北有南拳和內家拳發源地之稱。

《武當熊門七心活氣功》古樸的動作，熟悉的吐納音，讓傳承上百年的武當功夫又回到了民間，由於本人和武當山已故道長王光德、謝宗信等的特殊因緣，對武當道教養生以及相關資訊有比較全面的瞭解，還有武當山風景管理局的老局長李華山先生現為十堰市旅遊局局長亦是筆者多年的朋友，他們給予了很大的幫助，他們為我提供了世人難以一睹的古代練功修真圖，並傳授了他們的心得，武當山《湖北武當山金殿第一勝境南岩洞天是真武祖師成道處龍頭香十方叢林煉性修真全圖》和《武當山玄機心法圖》，是為武當道教內丹修煉圖。前者為清代光緒十四年翻刻，後者不詳。

相傳這兩張圖為張三豐所創。都是典型的道教內丹修煉圖。圖中將人體經絡、穴位、臟象、二十四節氣等，以中國天人合一的生命觀，結合易理變化，熔為一爐，要求修煉者抱元守一，採天地、日月之精氣，聚津成精，煉精化氣，煉氣化神，煉神還虛，用周天運行之術，復歸無極，然後修成內丹。

二、武當仙山與中華國術

武當山是舉世聞名的道教聖地，唐末杜光庭《洞天福地嶽瀆名記》列為第九福地。《道經》上說，真武大帝曾在武當山修道四十二年，至今山中還遺存眾多聖跡。歷代都有大德棲隱山中修行，其中最著名的要數五代宋初的陳摶和元末明初的張三豐，後世稱武當為「仙山」。

武當山的道教養生文化對社會產生了深遠的影響，道教把行善積德看作是修行的基礎，故有「三千功行，濟人利世為先資」的說法，如太極拳、道家內丹功夫、道教醫藥、道教音樂、服食養生等等，都是道家養生文化濟人利世的產物。

中華民族是一個注重傳承的民族，凡事都想弄個來龍去脈，無論是嵩山少林，還是武當山；也無論是菩提達摩，還是張三豐，國術上尋根認祖，張三豐應看作是內家功夫的一面旗幟，在這面旗幟下而形成的武當功夫。徐哲東在《國技論略》中說：「南派太極、八卦、形意等門，得力於導引之術，北派少林，彈腿、長拳、短打、地趟各門，得力於力搏擊之術。南派源出於武當之張三豐，其中以太極門為主，又有八卦、形意兩門與太極皆為一派。」

國術界普遍認為，內家拳是張三豐從古代導引養生術裡演化而來，導引，導氣令和，引體令柔。古代導引術由仿生導引和肢體導引二大類，如武當的龜、蛇；華陀的五禽戲等，都屬仿生導引術。

清初田雯《三豐道人壁影歌》曰：「熊經鳥伸決自秘」，「長生思假六禽戲」。也是道家仿生導引養生法，這種仿生導引配合吐納呼吸，應該是現代太極拳的原始形態，這和張三豐見鵲蛇相鬥而感悟內家動功的說法比較接近。據《太極拳之品格與功用》載：「太極拳為武當嫡派，乃張三豐祖師因觀鵲蛇之鬥，忽有會心，發明此拳。」

武當山地區至今還流傳著張三豐觀貓蛇相爭而創武當拳，隱喻武當拳源於龍虎相鬥。無論是玄帝夢授，還是感悟鵲蛇之爭、龍虎相鬥等說法，都和仿生導引養生法有關，這可能是中華國術之內家拳的緣起。

三、張三豐與武當功夫

講述武當功夫，一定會出現張三豐這位傳奇人物，相傳武當功夫的創始人是張三豐，用現代的常識來看史書上有關張三豐的記載應該是兩人，問題是同名同姓，經歷也相似，如果是同一人，那麼張三豐從宋代一直活到明代，筆者不諳文史，只是查閱了有關張三豐的史料積集在一起，無論是宋代武當山張三豐，還是明代武當山張三豐，有一個共同點是眾說一辭的，那就是張三豐確有其人，不是神話傳說，張三豐是位武當道士，擅長內功，精於擊技，創立了武當功夫。是中華國術武當內家功夫的始祖。

據較權威的史料《明史・張三豐傳》記載：「張三豐，遼東懿州人，名全一，一名君寶，三豐其號也……天順三年（1459）英宗賜誥，贈為通微顯化真人，終莫測其存亡也。」

《明史・方伎傳》：「張三豐，……以其不修邊幅，又號張邋遢。頎而偉，龜形鶴背，大耳圓目。鬚髯如戟。寒暑惟一衲一蓑，所啖鬥升。輒盡，或數日一食，或數月不食，書經目不忘，遊處無恒，或云：能一日千里，善意諧旁若無人，嘗遊武當山諸崖壑。語人曰，此山異日必大興。……洪武二十四年遣使覓之不得，……永樂中成祖遣給事中胡濙偕內侍郎郭進、隆平侯張信等督丁夫三十餘萬人大營武當山宮觀，費以百萬計，既成，賜名大嶽太和山，設宮鑄印以守。竟符三豐言。或言，三豐金時人，元初與劉秉忠同師，後學道于鹿邑之太清宮，然皆不可考。天順三年，英宗賜誥贈為通微顯化真人，終莫測其存亡也。」

張三豐像贊銘曰：「奉天承運，皇帝詔曰：朕惟仙風道骨，得天地之真元；秘典靈文，集陰陽正氣。顧長生久視之術，成超凡入市之功。曠世一逢，奇蹤罕見。爾真仙張三豐，芳姿穎異雅恩孤高，存想專精，煉修堅完。得仙家之玉訣，餌金鼎之靈膏，是以名利丹臺，神遊玄圃。去來倏忽，豈但煙霞之棲；錫之誥命，以示褒崇。於戲！銳形不老，永惟物外之逍遙；抱道絕倫，益動寰之景慕。尚期指要，貳惠來英。天順三年四月十三日。」

明代朱元璋在洪武二十四年，遣三山高道遊歷四方，整頓道教，並囑使者云：「有張玄玄，可請來。」

明成祖朱棣，於永樂三年遣淮安王宗道遍訪張三豐於天下名山，五年又訪請張三豐，六年又命張宇清尋訪，十年敕道錄司右正一孫碧雲《御制書》：「皇帝敬奉書真仙張三豐先生足下，朕久仰真仙，渴思親承儀

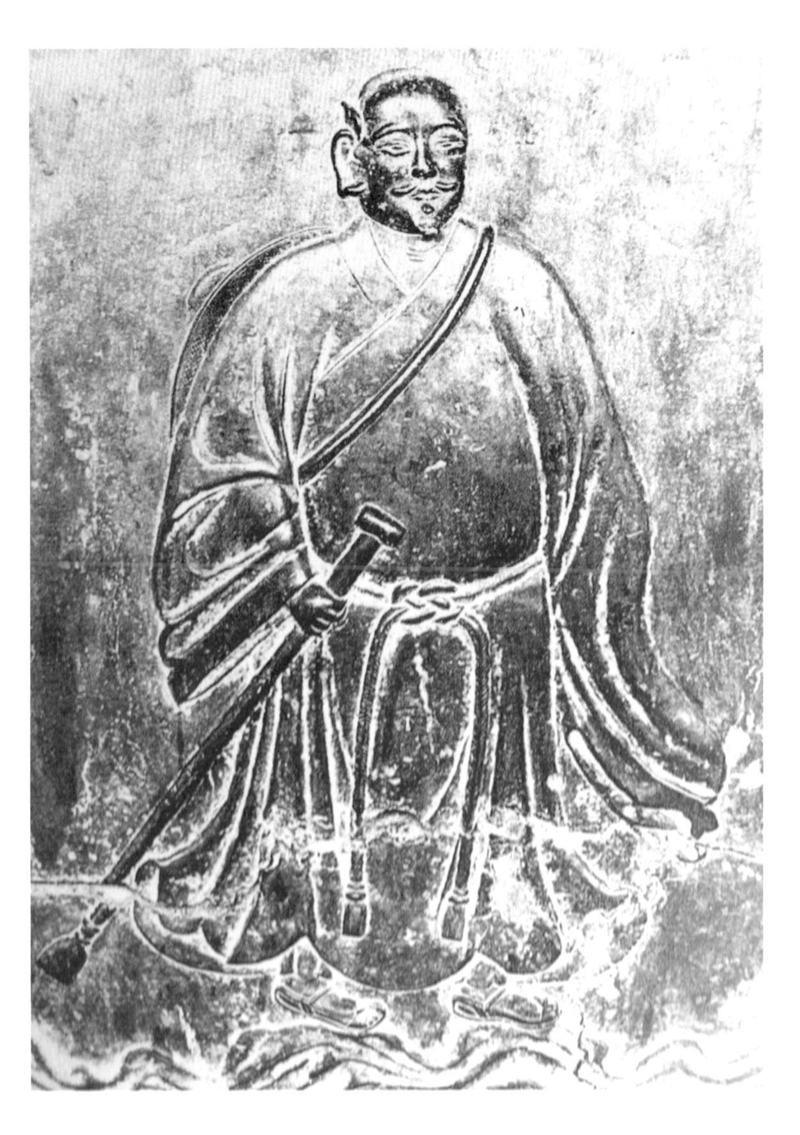

武當山明英宗御賜張三豐浮雕銅像碑

範。嘗遣使致香奉書，遍詣名山虔請。真仙道德崇高，超乎萬有，神妙莫測。朕才質疏庸，然而至誠願見之心夙夜不忘。敬再遣使致香奉書虔請，拱俟雲車鳳駕，惠然降臨，以解朕拳拳之懷，敬奉書。永樂十年二月初十日。」

張三豐是強調儒、釋、道三教合一的，他認為，孔子曰仁，老子之濟世，釋迦之慈悲，都是為了利益眾生。儒家的克己，道家的守一，釋家的性空，都是為了修正自己，三家雖然修己利人的說法不同，但是道理是相通的，目的也是相同的。張三豐的言論突出反映了三教合一的思想，注重實修，不尚空談，從實修入手，主張先成人，後得道的修行過程，他認為人的德才是從修正身心中慢慢積聚起來的。

《大道論》曰：「人能修正身心，則真精真神聚其中，大才大德出其中。」這是一個人人都可以做到事，真可謂，大道至精至簡。《大道論》曰：「貴賤賢愚，老衰少壯，只要素行陰德，仁慈悲憫，忠孝信誠，全於人道，仙道自然不遠也。」

張三豐的著作和語錄很多，《歷世真仙體道通鑒》記載：「尚書胡廣言，張三豐寶寶有道法，廣具神通，錄其《捷要篇》、《無根樹》二十四旨、《金液還丹歌》、《大道歌》、《煉鉛歌》、《青羊宮留題》、

《地元真仙了道歌》、《題麗春院二闋》、《瓊花詩》諸作，上呈帝覽之。」

《明史・文翰類》載有張三豐著述《金丹直指》、《金丹秘訣》各1卷。清代道光年間李西月編輯了《張三豐先生全集》共八卷，流通較廣的有《大道論》、《玄機直講》、《玄要篇》即《金丹直指》、《金丹秘訣》，另外還有《水石閒談》、《道言淺近說》、《天口篇》、《訓世文》等。

關於張三豐與武當功夫，武當功夫主要有內家拳與內丹功兩大類，《辭源》內有二條，《辭源》：「（1）、張三豐宋代技擊家，也做張三峰，武當丹士，精拳法。（2)、明代道士，遼東懿州人，……曾居武當山……明史有傳。」首先在《辭源》張三豐條目中出現了二個張三豐，宋代的張三豐與明代的張三豐是否為一人？或者說宋代的張三豐一直活到明代。但是同叫一個名字，同奉一個宗教，同在一個修煉地，同樣的技擊，同樣的名氣。

關於張三豐為宋代技擊家的記載見於清・康熙十一年（1669）年黃宗羲《王征南墓誌銘》：「少林拳勇名天下，然重於搏人，人亦得而乘之。有所謂內家者，以靜制動，犯者應手即仆，故別少林為外家，蓋起于宋之張三豐。三豐為武當丹士，徽宗召之，道梗不得進，夜夢玄帝授之拳法，厥明以單丁殺賊百餘。三豐之術。百年以後，流傳於陝西。」

黃宗羲是明末清初著名的思想家。學術淵博，著作等身，特別精於史學，著有《宋元學案》、《明史案》、《明儒學案》等，他考證張三豐為宋代技擊家應有一定的依據。清・同治六年（1867），武氏太極拳傳人李亦畬抄錄拳譜有《太極拳自張三豐》。可見國術界中確有不少人是相信張三豐為宋時人。

內家拳法泛指太極、形意、八卦、心意六合等，都以道家理論為指導，結合道教內丹術。《蔡翼中<太極拳圖解>序》說：「武當派太極拳法，源出於道學，運用丹法之功，崇先天而黜後天。崇先天則元神展，而後天之濁氣降，濁氣降而元神展其功。聖矣！」將武當拳法歸於道學，是十分正確的。

武當內家拳在繼承道家養生術的基礎上，將古代武藝之攻防技擊用八卦來演繹是一種創造，他的智慧是運用中國古代核心思想《易》，易即變化、改變，這是非常了不起的一個理念，他是應順自然的，一直可以沿續下去周而復始，這是其他理念很難達到的一個境界。

《太極拳論》說：「傳我太極拳法即須先明太極妙道。若不明此，非吾徒也。太極拳者，其靜如動，其動如靜。動靜循環，相連不斷，則二氣既交，而太極之象成。」這是張三豐祖師的拳論，若不明此理徒勞而無功，武當內功也必然由道家養生發展到防身技擊，進而產生內家拳。

還有一種說法張三豐精湛的技擊功夫，相傳來自神授。黃宗羲在《王征南墓誌銘》中說張三豐「夜夢玄帝授之拳法，厥明一單丁殺賊百餘。」吾友近代武當道士郭高一[①]也稱他的功夫也是得自夢授，這可能與郭道士的修持和特定環境有密切關係。

張三豐在武當山「十月抱元胎，九年加面壁」。而創立了動靜循環的太極內丹妙理。太極拳是根據這一理論，從陰陽變易到調理人體內金、木、水、火、土五行之運轉，到八卦走轉以綿軟功為行動要旨，以巧打變化達到祛病延年的一種拳術。

這種內固精神，外示安逸，邁步如貓，行動如抽絲的拳術，對年老體弱者活動筋骨、調劑身心非常適合，因而發展十分迅速，也產生了諸多流派，如陳氏、楊氏、吳氏、武氏、孫氏太極拳等。

古老的太極拳可能沒有今天所看到的這麼繁複，北京圖書館鈔本《太極拳宗譜》載有張三豐十三式：「三豐先生，姓張，名通，……延佑元年，年61，始入終南，得遇火龍真人，傳以大道。……泰定甲子春，南至武當登天柱峰，遍歷名勝，使弟子邱玄清[②]住五龍廬、盧秋雲住南岩，劉古泉、楊善登住紫霄，乃自結草廬于展旗峰北，曰：遇真宮，草庵於土城；曰：會仙館，調神久載，而道始成。……先師乎！其隱中之仙乎！其仙中之神乎！其神仙而天仙者乎。繼荷花玉詔，高會群真，位列兌宮，身成乾體，故能神通變化，濟世度人，四周上下，虛空處處，皆鸞驂所致，將所謂宏願廣大法門者，呂祖之後惟先生一身而已。其所傳張松溪、張翠山之拳。為十三式，亦太極拳之別名也。」

太極拳十三式，以掤、擺、擠、按、採、挒、肘、靠為外八卦，前進、後退、左顧、右盼、中停定為外五行，統稱太極十三式，應該是最原始的太極拳。

武當內丹術源自道教，道教內丹術源遠流長，分為內丹與外丹。

內丹應用導引吐納、站樁、靜坐等功法，煉精化氣，煉氣化神，煉神還虛，金液結丹，以達到強身健體，長壽延年。

外丹是修道之士利用無機化合物或有機物合成丹藥，相信人若食之可以祛病益壽長生不死。

元明時期，由於丹藥的毒化作用日益被養生家所認識，導致煉丹理論向內丹方向發展，但是，還有一些用於疑難雜症的丹藥，丹藥的炮製方法尤如煉外丹，由於礦物原料在炮製過程中重金屬超出現代衛生部門的標準，很少再有人去炮製丹藥了。

什麼是煉內丹？《大道歌》曰：「未煉還丹先煉性，未修大藥且修心，心定自然丹信至，性情然後藥材生。」形象地描述了煉內丹是由聚津成精，煉精化氣、煉氣化神、煉神還虛、金液還丹、採藥封固的煉內丹的過程。

張三豐在《道言淺近說》裡說：「心朗朗，性安安，情欲不干，無思無慮，心與性內外坦然，不煩不惱，此修心煉性之效，即內丹也。」

內丹是通過口傳心授的形式來傳承的，他並不十分注重外在的形式，今天我們所學練的太極拳，也是以口傳要領形式來指導動作與姿勢的，學練者只有用心體會如虛領頂勁，氣沉丹田，含胸拔背，尾閭中正等，才能感受到內氣運行的過程，這也是內丹運氣和煉氣的一種高度概括，可見內丹在太極拳中的傳承關係。

英國著名學者李約瑟博士將煉內丹稱作「生命之丹」，他在《中國科學技術史》中，論及元、明煉丹術時說：「生命之丹的概念在中國躑躅了幾個世紀以上，雖然並未有煉丹術普遍復興的跡象，但確實引起了明代幾個皇帝的愛好。宮廷歷史告訴我們，明太祖接見丹家劉淵，並派遣使者在1390年去尋找一個名張三豐的煉丹家。……永樂時期，成祖皇帝仍在尋找張三豐，並在

1459年英宗終於給張三豐封以通微顯化真人稱號的榮譽。」

關於張三豐在少林修禪學道的因緣，原中央國術館金一明[3]先生著《練功秘訣》說：「歷代史書，尚多稽考，達摩祖師，面壁九年，聞階前蟻如雷鳴，因而悟道。張三豐以武當丹士，出沒無常，世知不死。於國術未興以前，世人僅知達摩釋家禪宗祖師，而不知達摩為少林派之開山祖師也。三豐始學技于少林，煉技已成，世人始尊之為武當派始祖。世人僅知三豐為道家煉丹之羽士，而不知其為少林之門下也。豈非煉功通於禪功，禪功通於道功，道功通於禪功之理。」

張三豐祖師將儒、釋、道合一，開創了修煉「生命之丹」的新紀元，除了舉世聞名的太極拳外，還有一個鮮為人知的傳承，他將禪宗養生秘法《洗髓經》演繹成道家丹經版，傳給了武當山五龍觀主持邱玄清，張三豐即將《洗髓經》用內丹術術語來傳承，得此傳承者為武當山五龍觀主持邱玄清道長，邱玄清並為之作序，吾在申報《達摩易筋經》為上海市非物質文化遺產時，在上海圖書館古籍閱覽室發現了張三豐祖師所傳的丹經版《洗髓經》，目前已將此丹經版《洗髓經》附錄在繁體版《達摩洗髓經》中，已由臺灣大展出版社有限公司出版發行。

【注】

①**郭高一：**武當山道長，擅武當功法，武當山道教協會武術總教練，住持九宮山。

②**邱玄清：**元末明初人，自幼出家，師從黃德禎，明洪武年上武當，拜張三豐為師，為五龍宮住持，後被朱元璋授監察御史、太常寺卿等職，佐掌天下道教。

③**金一明：**江蘇揚州人，民國時江蘇省國術館訓育處長，師承滌塵法師等。精《易筋》、《洗髓》。提出強國之道首在強身。著《練功秘訣》、《中華技擊精華》等。

四、近代武當功夫簡述

近代武當功夫已成為中華國術中與少林功夫齊名的重要流派，被世間譽為「北尊少林，南尊武當」。少林俗稱外家，武當為內家。

武當功夫緣自道家養生術，由內丹術、導引術、吐納術、拳操、服食等。後世統稱為修煉，在民間流傳較廣的有拳操太極拳、八段錦和氣功等，氣功又有養生功和強身功之分，養生功俗稱治病功；強身功，又稱硬氣功。

養生功是用於調養身心，用以配合治療幫助康復的，適合於年老體弱者和發育生長階段的人群；內丹功必須要有傳承，嚴格按照內丹功的程式來練功，適合各種人群，不得傳承很難入道；強身功是用於武術中攻防技擊的一種功夫，其功能主要有攻、防二個方面，能提高煉功者的抗擊打能力，提高靈敏度，在進攻中能迅速作出反應，經過專門訓練和有明師指導用手、指按揉、點穴道有事半功倍之效，在防禦中有如金鐘罩、鐵布衫之類的抗打功，還有縱跳，快速奔跑的功夫，俗稱輕功。

以道教內丹功法為內涵而形成獨特的理論體系。其拳法架勢，注重行圓取象，練氣凝神，不躁不僵。技法上追求內勁充盈，剛柔相濟，粘隨走化，以柔克剛。

目前，武當山道教協會和其他機構共挖掘整理出武當拳法30多種，拳械套路18種，氣功9種。如：內家拳法、武當太乙五行拳、武當純陽拳、五遁陰陽八卦掌、武當丹派劍術、武當原式太極拳、趙堡太極拳、太和拳、武當功家南派、武當清虛派武功、武當擒拿108手、武當山三天門氣功，武當觀月功等。

五、武當熊門七心活氣功

老一輩的國術家們常說：「打人者，必挨人打。」「內練一口氣，外練筋骨皮。」「練拳不練功，到老一場空。」……等等，都是指練武術必須練氣功。

中華武術的特點，是攻防技擊。在勢均力敵的搏鬥中，要制服對手而不挨打，只能在電視和小說中看到。有拳經云：「練拳打人，練功挨打。」這是一個事物的二個方面。現在表演的一些氣功節目，大多是由武術氣功演變而來。

其實，有傳承的傳統武術氣功也包含治病，強身的內容，如不祛病、強身是很難過排打這一關的。

下面是本書介紹一種安全、實用的「武當熊門七心活氣功」。（附有DVD）

1.《武當熊門七心活氣功》源流

《武當熊門七心活氣功》，全稱《武當熊門李氏七心深氣深血活氣功》，亦稱《武當病功》、《武當太上七星活氣功》，簡稱《活氣功》。

關於《武當熊門李氏七心深氣深血活氣功》的源流有二種說法，一種是該功傳承於明末清初崑陽子真人(?－1680)，緣於道教武當派內功；另一種說法起源於清・康熙年間，流傳於湖北省的京山、天門、荊門、應城、漢川、武漢、鄂州、黃石等地。

後一種說法是由嚴門傳授此功，嚴氏乃湖北京山縣永心鎮嚴家棚子人，嚴鵬被尊為宗師。清・嘉慶年間，湖北京山縣五福鎮人，熊開元投拜嚴門，後又揉合太乙拳法自立熊門。因之常謂，嚴熊不分。後來由熊德山整理成文，將《武當熊門李氏七心深氣深血活氣功》傳李升廷，李升廷傳李青山、葛銀香[1]等，現在見到的線裝手抄本為李青山一輩收藏。

葛銀香深研此道，葛銀香年過七旬仍身板硬實，內功不減當年，葛銀香是在黃石地區最早公開傳授功法的老拳師之一，在黃石等地廣授門徒。八十年代中期《活氣功》在兩廣和兩湖地區廣為流傳，由於在廣東的傳授對海外產生很大的影響，使氣功愛好者對武當功法有了最真確的感受。

【注】

①葛銀香：(西元1915－1988)，湖北黃石最早在社會上教功的老拳師之一，《黃石武術》載有其名。

2.《武當熊門七心活氣功》釋名

《武當熊門七心活氣功》全稱《武當熊門李氏七心深氣深血活氣功》因功法緣自武當，故冠以「武當」。熊門，熊德山整理成文，是熊氏師祖弘揚了武當七心活氣功，後世將開門傳法者也書寫在法本上。

李氏，是指李升廷[1]師爺。七心亦作七星，表示中國古老的天人合一的生命觀，以人身之七心和天上之七星相合，人體七心即頭頂心（百會穴）、前心（膻中穴）、後心、兩手心（勞宮穴）、兩足心（湧泉穴）。天體七星即北斗七星。武當山供奉玄武大帝，玄武是中國古代神話中北方之神，即將北方七宿（斗、牛、女、虛、危、室、壁）想像的龜蛇相纏狀，稱為「玄武」。

玄武是武當道教信仰、崇拜的第一神，道教中把龜歸為陰、蛇歸為陽，分而為龜、蛇，合而為「玄武」。

「深氣深血」表示由深層內而向外表運動。氣血是人之根本，氣為陽，血為陰，深氣深血是從深層內部作陰陽的和合。《活氣功》的「活」字充分體現了道教內丹術的內涵，「聚津成精」即舌邊生水，「活」也；氣功即以煉精化氣為主的功夫。我們所看到的手抄本名《武當熊門李氏七心深氣深血活氣功》但老師們都習慣簡稱《活氣功》，以下行文都統一用《活氣功》。

《活氣功》功法由平氣功和正七功、副七功和收功把等組成，動作名稱各地傳承略有差異，在此將各種版本的名稱匯在一起，取大多數習練者認可且順口的名稱。具體名稱如下：

平氣功，又稱平氣、起手式。

正七功：

正一功把：下丹田功

正二功把：中丹田功

正三功把：背部功

正四功把：四肢功

正五功把：上丹田功

正六功把：腰腹功

正七功把：心功

副七功：

副一功把：霸王舉鼎。

副二功把：鳳凰伸翅。

副三功把：金雞抖力。

副四功把：霸王撒鞭。

副五功把：雙鳳朝陽。

副六功把：黃龍纏腰。

副七功把：金雞拍肚。

收功把。

【注】

①**李升廷：**（西元1887－1968），字仲生，人稱馬李家大師傅。湖北著名國術家，精通中醫骨傷科，《中國氣功大全》載有其名。

3.《武當熊門七心活氣功》初探

《活氣功》共有十四個把子（俗稱）。分為正七把，副七把，和平氣把，收功把等。整套功法由形體導引和吐納法相應而成，屬道教武當派內功，有傳承且有嚴格的傳習步驟，功法講究陰陽、五行、八卦、臟腑、氣血、經絡，肢體結合之理。

先煉平氣把和正七功把用來調整氣機，平秘陰陽，因而正七功把，具有顯而易見的治病健身效果，師輩們傳功都是面傳口授，很少談及功理，有時偶爾講些煉功口訣，也是口口相傳的法理，比較簡約，很難系統的在理法上探討，現代的傳承教學若用老一套口口相傳的法理是很難滿足現代人的要求，因此我們對《活氣功》的養生，強身的機理在傳承核心的基礎上作些粗略的探討，以便使學者知其然和所以然。

從《活氣功》正七功所練得部位來分析，正是《活氣功》名稱所指的「七心」亦作「七星」，師輩們所稱「七心」是指人體的頭頂心（百會穴），前心（膻中穴）和後背心，兩手心（勞宮穴），兩腳心（湧泉穴）。這七個部位是人體內氣運注的主要部位。七星是指天上的北斗七星，表示天人合一的理念。

《活氣功》每煉一節功，湖北方言稱為做一個把子。以人體小宇宙的七心和宇宙天體的北斗七星相應，北斗在漫長的黑夜中是指方向的，《道經》曰：「北斗主死。」修煉者，心「死」則神活。其意是讓浮躁不安的心死去，人神才能活起來。

《活氣功》全稱是《武當熊門李氏七心深氣深血活氣功》，「深氣深血」四個字應該是實修以後的感受，他的祛病延年的機理應該是行氣活血和舒筋活絡。《活氣功》之所以能夠活人，就是因為有此實證，很多查不出得病因緣的疑難雜症的患者，都是練了《活氣功》感受到了「深氣深血」才升起了信心。

有很多體弱多病的人問：「《活氣功》能治病嗎？」師曰：「《活氣功》能健身強身，難道還不能祛病延年？」初學《活氣功》的同仁，尤其是年老體弱多病者，每個功把只要重複三次即可，等到精滿氣足，身體康復後再煉七次或七的倍數。

下面將每一節功把作詳細地分解演示。

六、《武當熊門七心活氣功》分解演示

《武當熊門七心活氣活血功》由平氣功、正七功和副七功、收功把等部分組成。

平氣功作為起功、正七功為主、副七功為輔。收功把是收勢。

1. 平氣功

平氣功，亦稱平氣、起手勢。是《活氣功》的預備功。

【動作機理】：

功用以調身調息，幫助入靜。平氣是用來鬆弛機體，這個動作實用價值很高，能迅速消除疲勞，使氣回歸丹田。呼吸緩慢膈肌上下運動，腹肌波浪起伏，促使臟腑產生蠕動，氣機下沉下丹田內能充實，從而達到根基穩健，固若磐石。內丹訣云：心虛腹實。

平氣功也可單獨練習，將形體導引與氣息相和合。

【操作】：

(1)兩腳開立與肩同寬，鬆靜站立，兩臂自然垂於體側，眼平視，舌上抵。(圖1預備式)

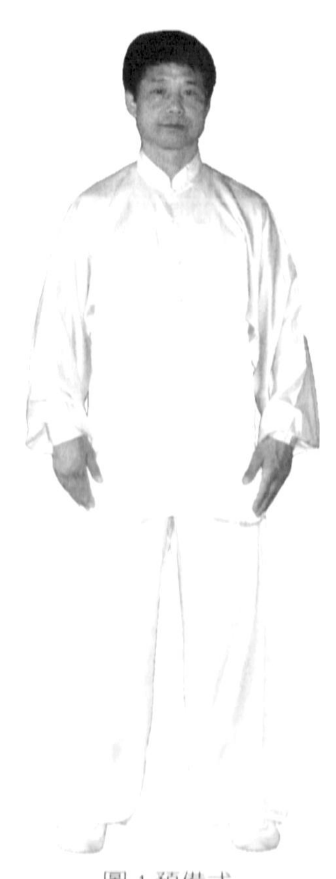

圖1預備式

(2)兩掌心向上，側平舉至頭上方，轉掌心向下，同時吸氣。(圖 2)

(3)兩手同時垂直向下按掌，呼氣。(圖 3)

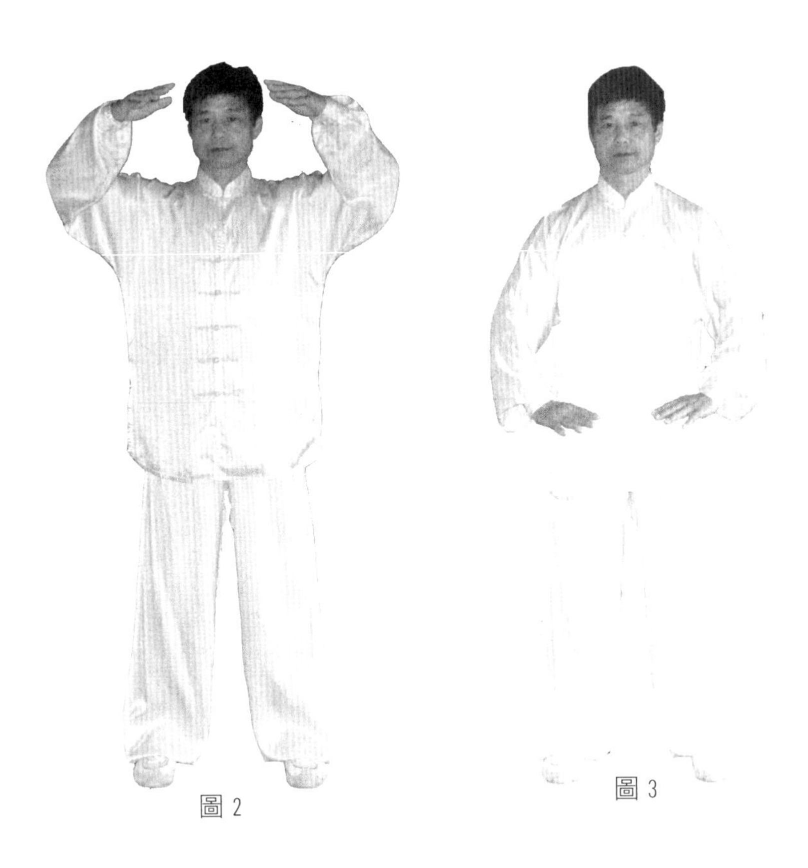

圖 2　　圖 3

【動作要領】：

呼氣按掌時全身放鬆，不發聲，氣平緩。

2. 正七功

正七功由下丹田功、中丹田功、背部功、四肢功、上丹田功、腰腹功、心功等七部功所組成，為正功。

正功者，扶正祛邪之意。正功以內丹功築基為主。

①下丹田功

第一功把：天地之元。

要訣曰：一呼一吸一太極。

道家內丹思想，天為陽，地為陰，採天地之精華，補人之元陽。

第一功把是築基功，天地之元式是聚精（津）成精（真精），其導引配合吐納啟動和充實下丹田，吐納法是先吐後納，以煉下丹田（小腹部），下丹田位居下焦。通過形體導引和吐納來調理腸道、腎臟、膀胱之氣，進一步幫助生化水穀之氣，增強人體氣血循環，經過導引促使氣血循經脈運行，中醫養生學認為：經絡者，決生死。

【動作機理】：

第一功把是煉下丹田（腹部）位居下焦。通過形體導引，來調理胃腸之氣，幫助生化水穀之氣，增強血液循環，促使氣血循經脈運行。

【操作】：

(1)兩腳開立與肩同寬，鬆靜站立，兩臂自然垂於體側，眼平視。(圖 1 預備式)

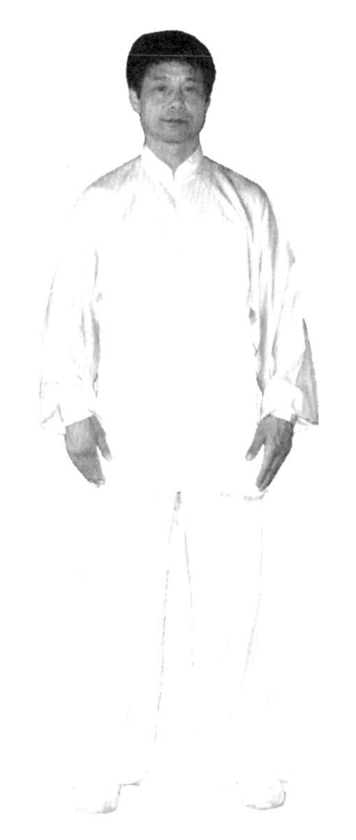

圖 1 預備式

(2)右手叉腰，拇指朝前，虎口向下，左手掌心向後，以肩為軸，先向左側平展，然後隨上身前俯向下畫弧，同時用口吸氣。(圖 2、3、4)

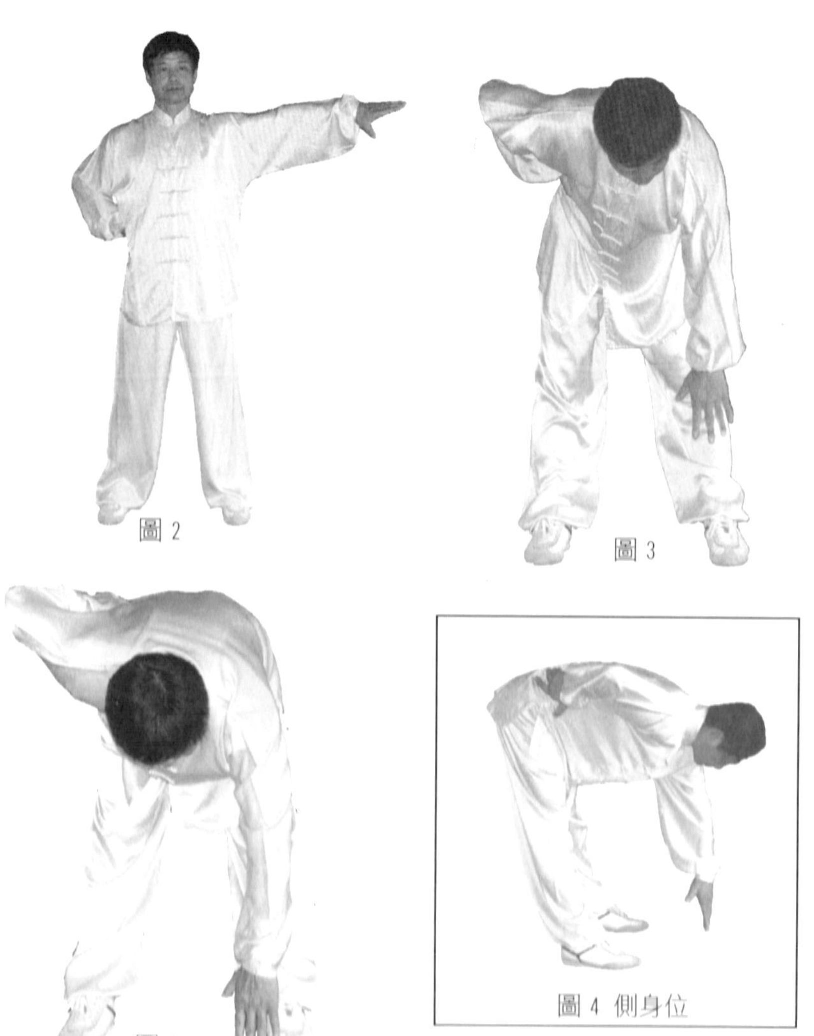

圖 2

圖 3

圖 4

圖 4 側身位

(3)上動不停，左手指經足尖，向右，向上畫弧至頭右上方，翻轉掌心向前，同時上體直立。

(4)接上動，左掌變虎爪，沿前額用力，平帶於左耳旁，同時呼氣（圖 5、6）。

(5)連做七次，換右手，動作方法同左手，唯方向相反。

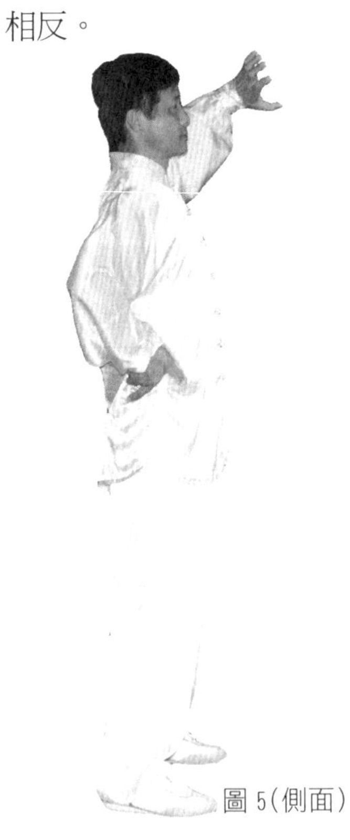
圖 5(側面)

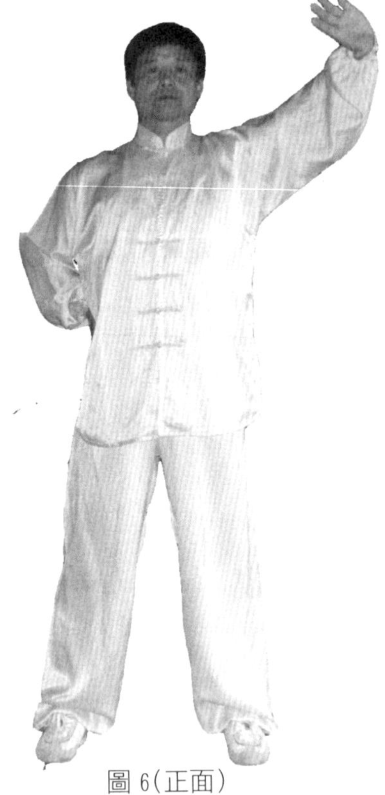
圖 6(正面)

【動作要領】：

兩膝始終伸直。

②中丹田功

第二功把：陰陽歸所。

要訣曰：一左一右一陰陽。

此功把是築基功，陰陽歸所式是練精化氣，築中丹田（位於兩乳間之膻中，氣之會也）位居中焦。加強心、肺功能的鍛鍊。使呼吸系統適應新的吐納方式，將體內的病濁氣排出，吸入清氣與水穀之精氣相並後，供養臟腑軀體。使肺功能得到增強，從而達到通調水道，使體液運行，中焦氣化得以傳輸。

增強中焦氣化功能是健身、強身最為直接的功效，貫穿三焦的水道、氣街順暢，人的精力就充沛，築基功的標準是精滿氣足，第一、二、七功把得特點是築丹田，方言稱這三節功把為「做丹田」。

【動作機理】：

第二功把是中丹田（胸部），位居中焦上焦。加強心、肺功能的鍛鍊。使呼吸系統適應新的吐納方式，將體內的病濁氣排出，吸入清氣與水穀之精氣相並後，供養臟腑軀體。使肺功能得到增強，從而達到通調水道，使體液運行，三焦氣化得以傳輸。理順三焦，氣街通。

【操作】：

(1)兩腳開立與肩同寬，鬆靜站立，兩臂自然垂於體側，眼平視。(圖1預備式)

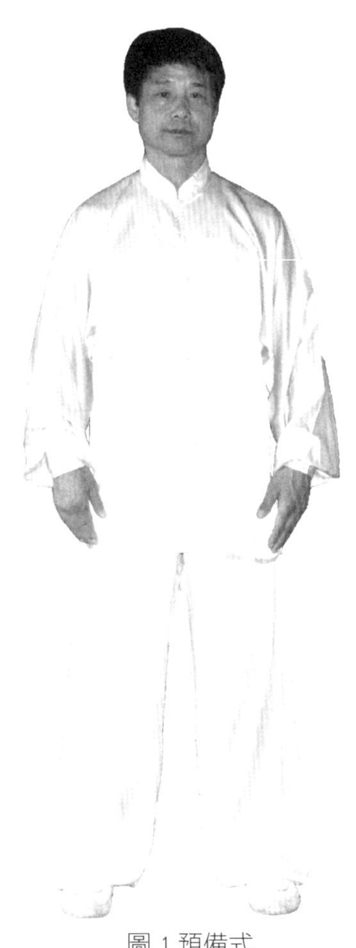

圖1預備式

(2)上體右轉 90 度，腳成右高弓步，右手變鷹爪，向後上勾起，左手掌經體前向右隨身體右轉，畫弧至頭上方，掌心向前上方。(圖 2)

(3)右手變掌，左手變鷹爪，隨身體左轉180度，上下畫弧換位（左手向下，右手向上），同時兩腿成左高弓步。(圖3)

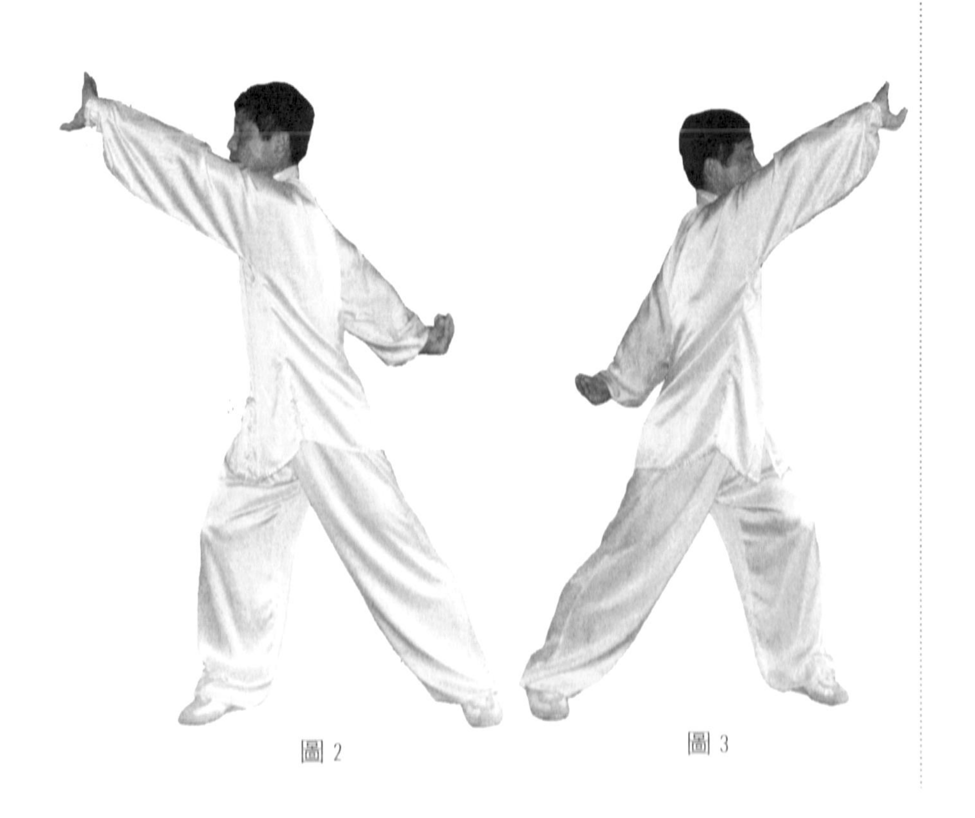

圖 2　　圖 3

(4)左爪不動，右掌變鷹爪，隨身體右轉 180 度，向下畫弧至身後，向上勾起。（圖 4）

(5)身體不動，兩手鷹爪變掌，經兩側向上弧形繞行至頭上方，掌心向前上方。（圖 5）

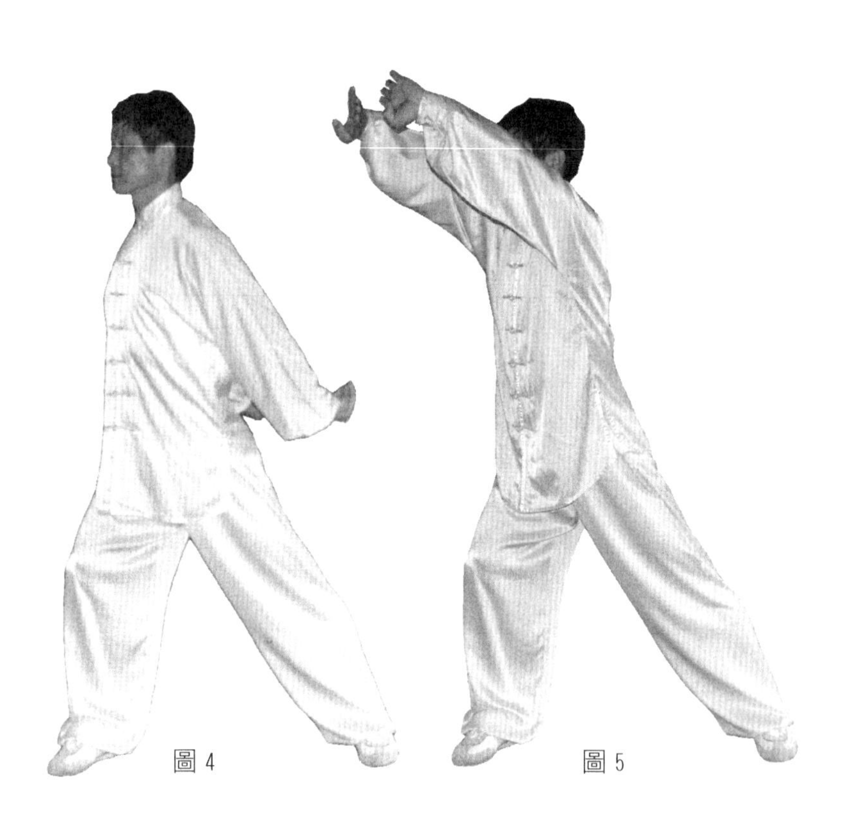

圖 4　　圖 5

(6)兩手掌隨身體左轉 90 度後，前俯向下的同時變鷹爪，同時吸氣。(圖 6)

(7)身體向上抬起，稍後仰，同時兩手變鷹爪為虎爪，弧形上行至兩耳側，呼氣。(圖 7)

(8)此功把左右兩邊輪換練習七次。

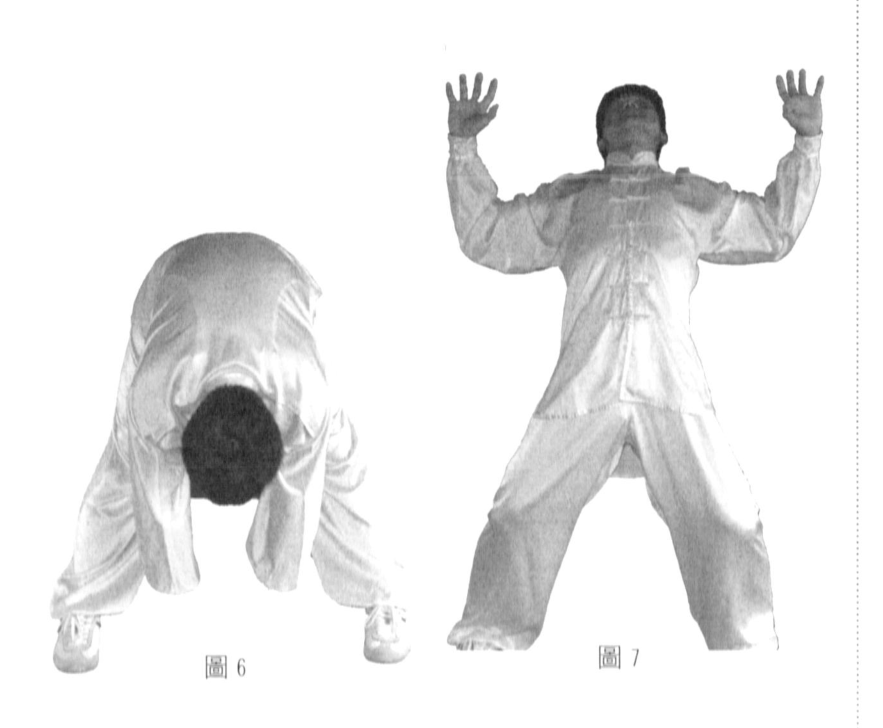

圖 6　　圖 7

【動作要領】：

吸氣時兩膝伸直。

③背部功（後心）

第三功把：陰陽相交。

要訣曰：一開一合陰陽交。

動作一開一合同時一呼一吸，使陽氣沿督脈上升，循任脈下降，升降開合的功式，使陰陽二氣入體交合而達到煉精化氣之功效，彌補先天不足，修復後天缺損，強身健體，所以陰陽二氣在體內交合，陰中有陽，陽中有陰，益體物質源源生焉，主煉後心。

【動作機理】：

第三功把是打通督脈。主練腎。腎藏精，精是構成人體的基本物質，也是各種機能活動的物質基礎之一，中國醫學認為：腎精充足，則骨髓生化有源，骨髓堅固有力，則氣機充盈，打通督脈，精氣能上輸大腦。

【操作】：

(1)兩腳開立與肩同寬，鬆靜站立，兩臂自然垂於體側，眼平視。(圖1預備式)

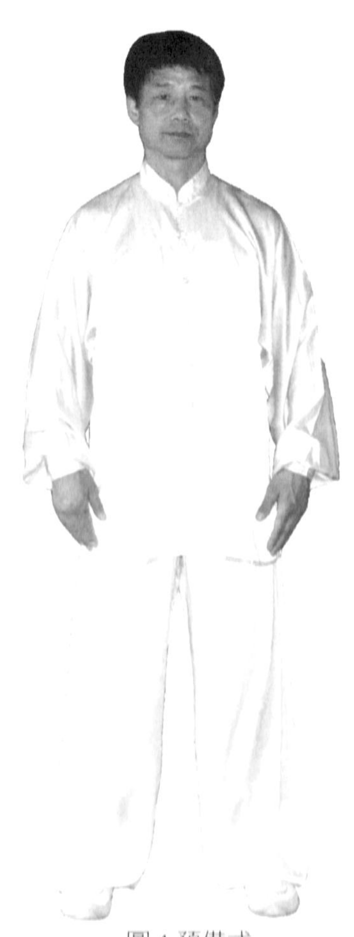

圖1預備式

(2)重心右移，身體左轉 90 度，同時左腳提起，兩手向左右側平舉，掌心向後。（圖 2）

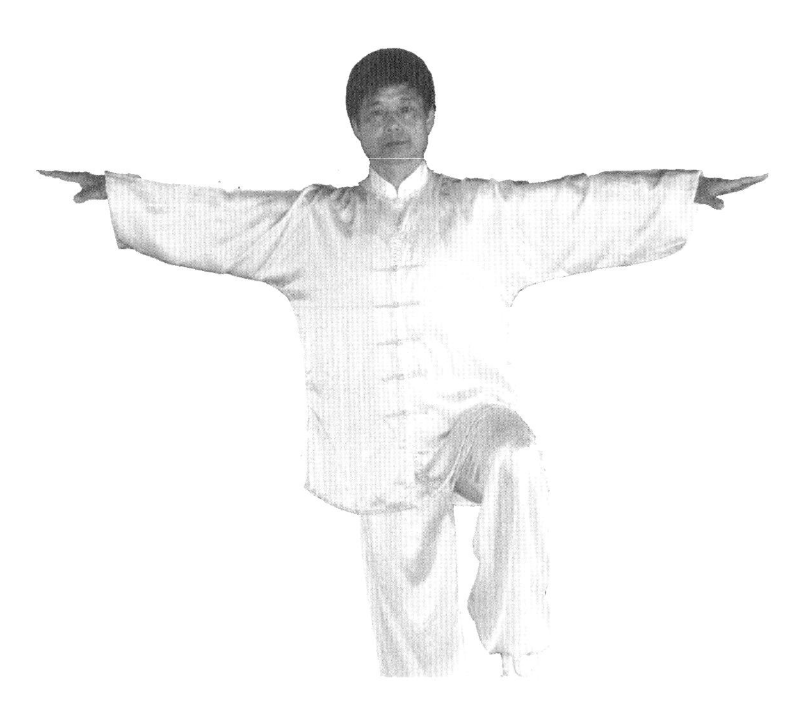

圖 2

(3)左腳向前下落成左弓步，同時兩手掌變拳，經下、後、上方弧形繞至胸前，拳心向內，吸氣。(圖 3)

(4)腳不動，兩拳在胸前同時向逆時針方向劃小圓圈三周。然後兩肘用力下沉，同時呼氣。(圖 4)

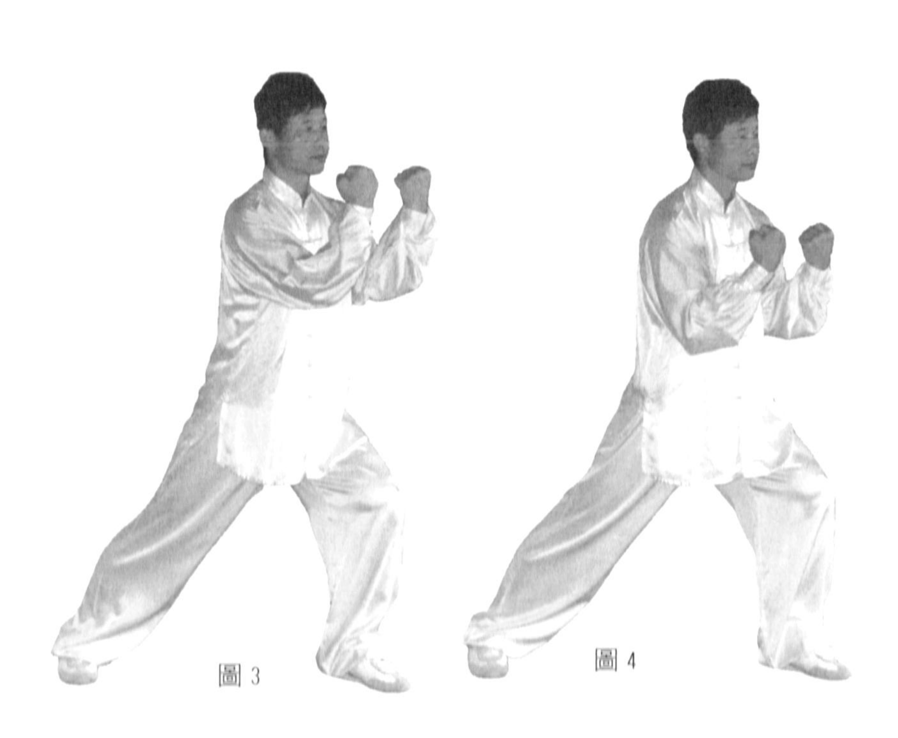

圖 3　　圖 4

(5)換邊練習，動作方法同上，唯方向相反。（圖5、6、7）

(6)左右兩邊各做三次。

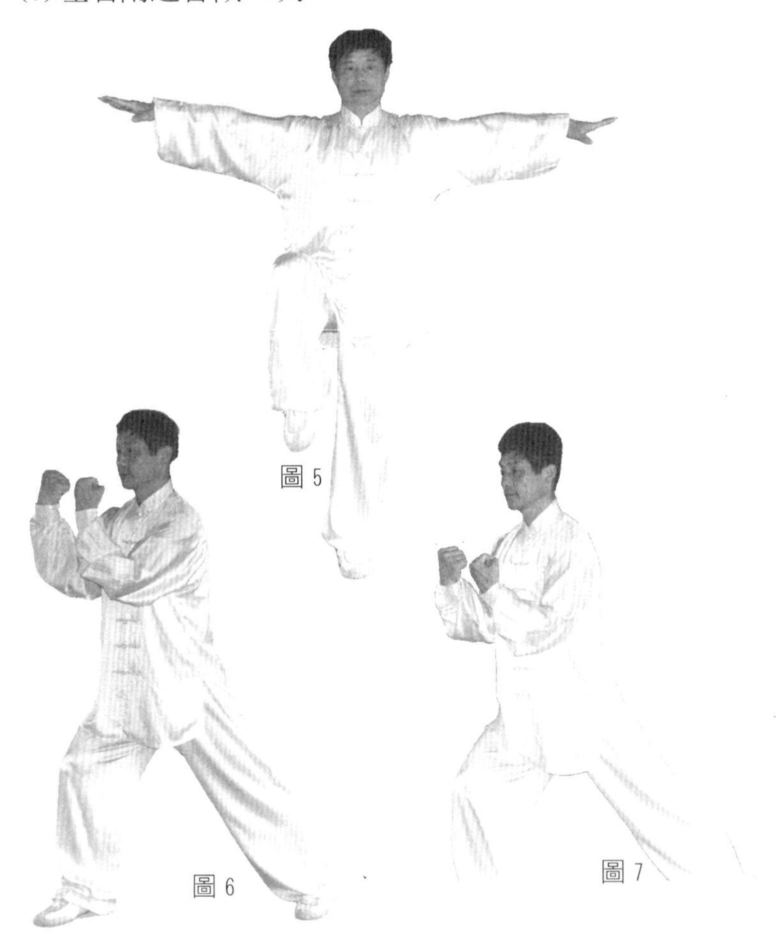

圖 5

圖 6

圖 7

【動作要領】：

呼氣時，收腹含胸，兩肘用勁下沉。

④四肢功

第四功把：地天交泰。

要訣曰：一上一下坤乾合。

此功把是疏通手三陽經、手三陰經、足三陽經、足三陰經等十二正經，運動來疏通手三陽經，手三陰經、足三陽經、足三陰經，打開勞宮穴（兩手心）、湧泉（兩足心）四個穴位是「四心」。

【動作機理】：

第四功把是疏通十二正經，打開穴位。主練四肢，運用四肢的升降開合，上下、左右、前後運動來疏通平三經，手三陰經、足三陽經，打開勞宮、湧泉穴。

【操作】：

(1)兩臂自然垂於體側，眼平視。(圖1預備式)

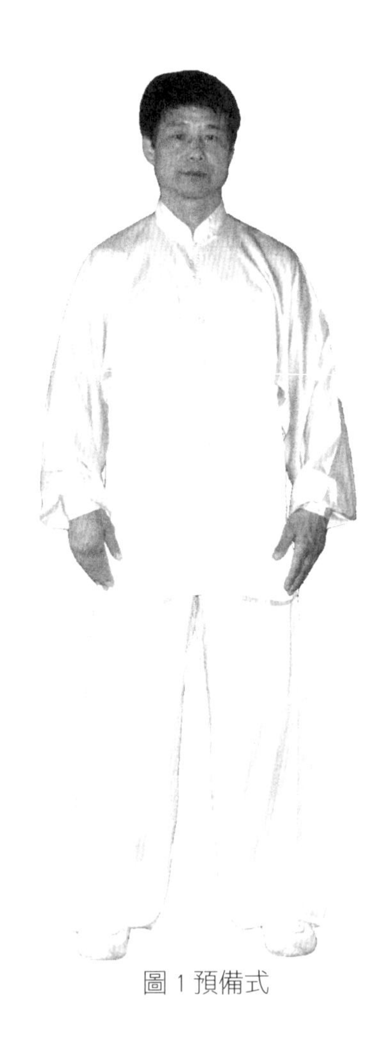

圖1預備式

(2)右手叉腰，拇指朝前，虎口向下。左手掌心向前，以肩為軸，先向前，向上舉至胸高，然後向下經左側向後，向上弧形繞行至頭上握拳，同時吸氣。（圖2）

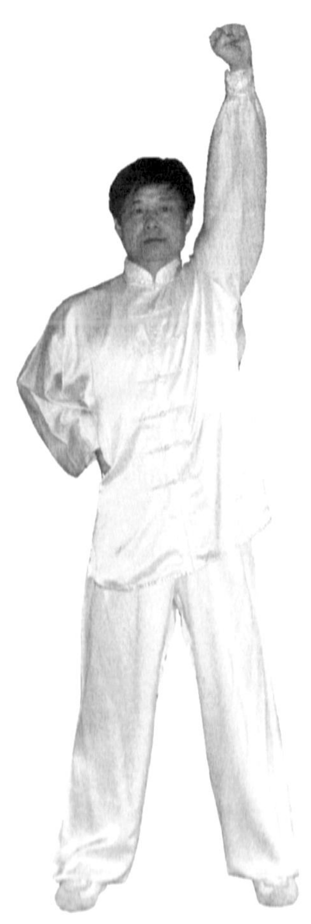

圖 2

(3)左拳隨上體前俯，垂直向下栽拳，拳心向內，同時呼氣。（圖 3、4）

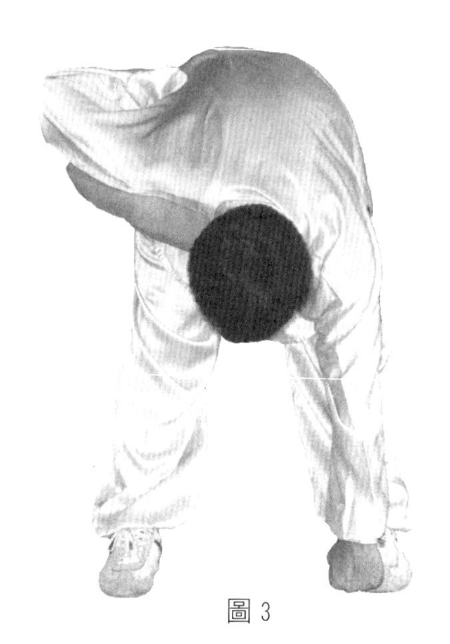

圖 3

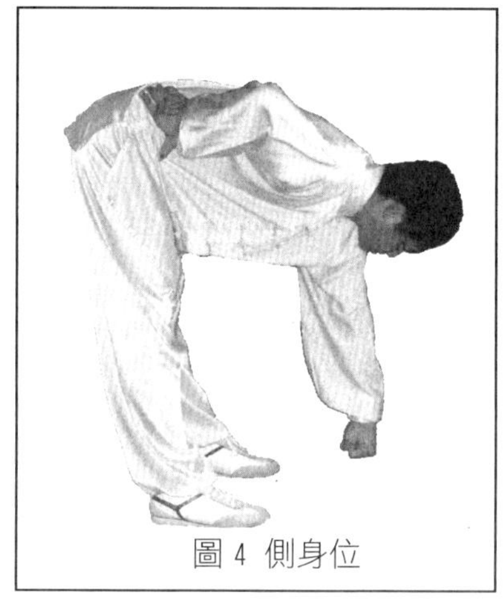

圖 4 側身位

(4)換右手重複(2)、(3)的動作。（圖 5、6、7）

(5)左右手各重複練習七次。

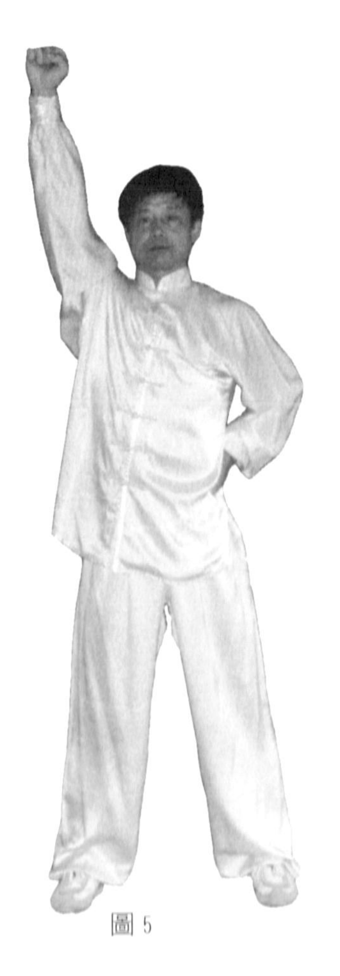
圖 5

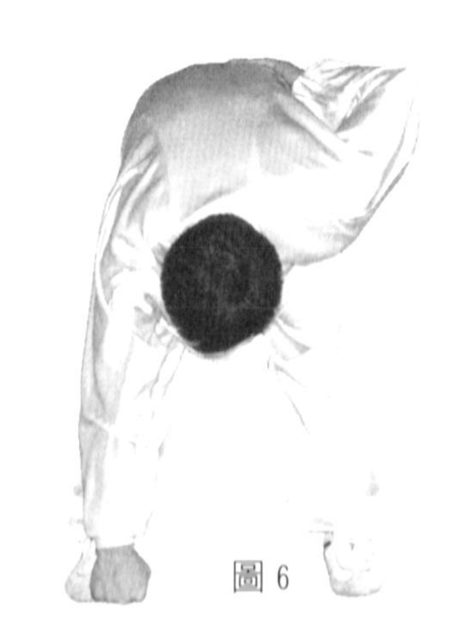
圖 6

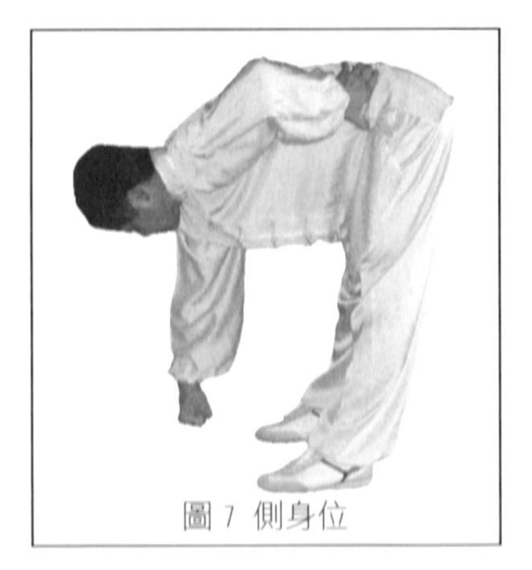
圖 7 側身位

【動作要領】：

向下栽拳時，兩膝伸直。

⑤上丹田功（頭頂心）

第五功把：元氣歸頂。

要訣曰：上吸下呼氣貫頂。

此功把屬頭頂功，頂者，巔也。頭心人體百脈皆會於此（百會穴）。主練氣血升降失調，不僅可以避免氣積頭頂所出現的頭昏、眼脹、耳鳴現象，而且可以起到健腦的作用。

【動作機理】：

第五功把百會穴（頭部）主練氣血升降失調，腦為元神之府「諸陽之會」五臟六腑之精氣皆上注於腦，經過五把功練習可自然升降氣機，使頭腦氣機順達，可以起到健腦的功效。

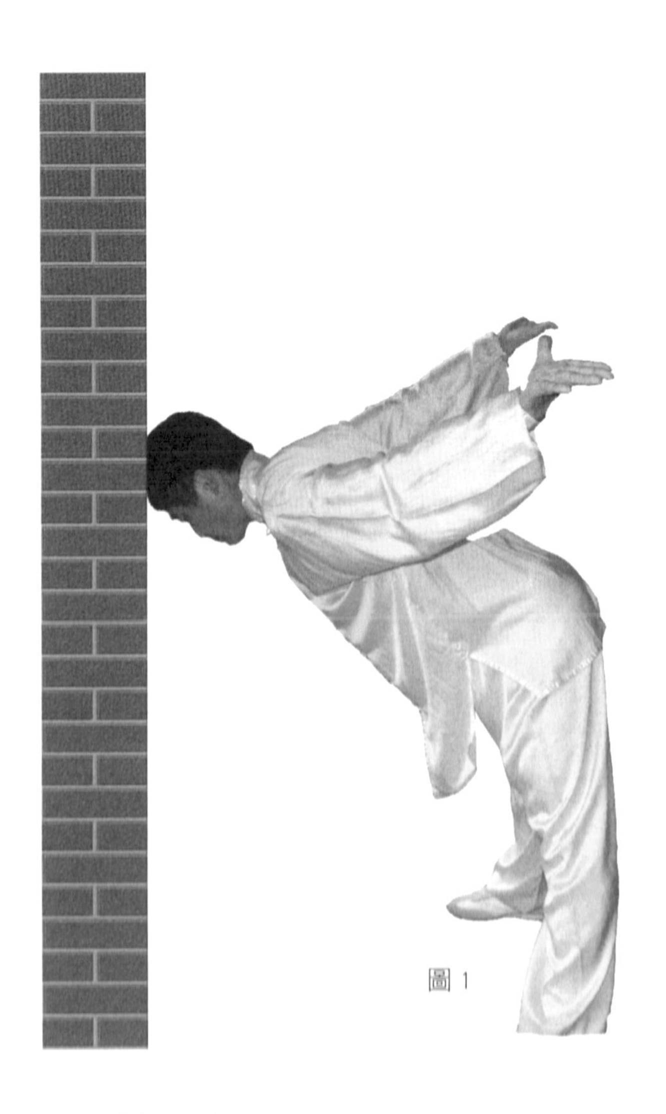
圖 1

【操作】：

(1)兩腳併攏，身體前傾，頭頂頂觸物面（樹或牆），兩眼看地下，兩手自然下垂。兩手變掌，以肩為軸，直臂內旋向後、向上舉起，掌心向上（圖1）。

(2)兩掌直臂向下，經體側時屈肘向前、向上弧形繞行至胸前，同時由掌變拳吸氣。（圖 2）

(3)兩拳變掌，翻轉掌心向下，手指相對，用力向下推掌，同時呼氣。（圖 3）

(4)如此重複練習三次。

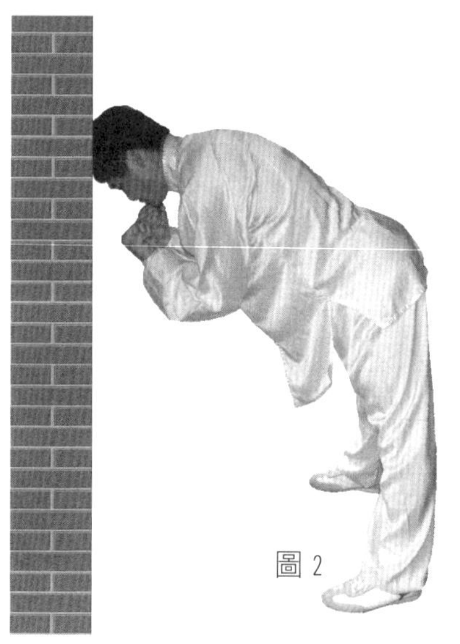
圖 2

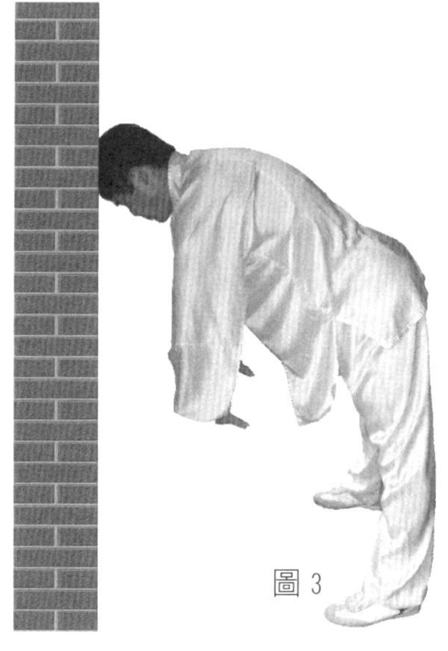
圖 3

【動作要領】：

頭部（頸椎）在呼氣時，應有前頂之力。但頂力要適度。

⑥腰腹功

第六功把：元氣歸根。

要訣曰：上吸下呼氣貫腰。

六功把是打通督脈。督脈，督一身之陽。督脈上有三關，最難打通的是尾閭關、夾脊關、玉枕關，督脈通暢則陽氣升陰氣降，精氣能上輸於腦。屬腰部功，五行屬水，五臟為腎，開竅於耳，腎主骨。主練腎，腎藏精，精是構成人體的基本物質，也是各種機能活動的物質基礎之一，內丹謂之煉精化氣。

與肚臍相對之命門穴在兩腎之間，命門者，生命之門。腰部承上啟下，一切運動皆始於腰，呼吸之氣轉換為元氣而歸腰部，彌補腰部先天後天的虛損，腰部的壯實是強壯筋骨的基礎。

【動作機理】：

第六功把是打通督脈。主練腎。腎藏精，精是構成人體的基本物質，也是各種機能活動的物質基礎之一。中國醫學認為：腎精充足，則骨髓生化有源，骨髓堅固有力，則氣機充盈，打通督脈，精氣能上輸大腦。

【操作】：

(1)仰坐式，兩腳勾或夾住物體，身體與地面平行；兩掌手心向上，同時平行伸直（圖1）。

(2)兩掌變拳，屈肘於胸前。上體稍後仰，同時吸氣。（圖2）

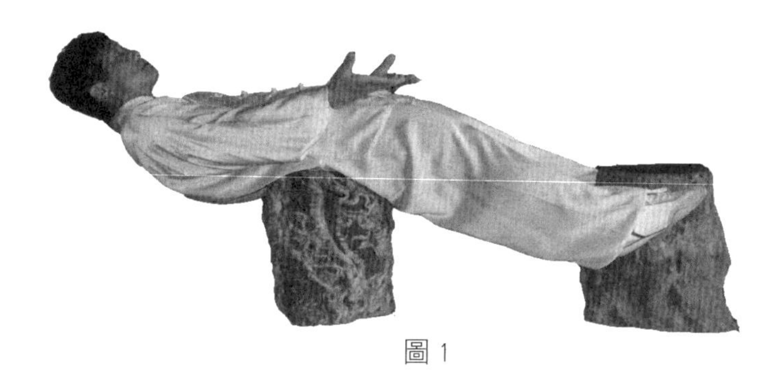
圖 1

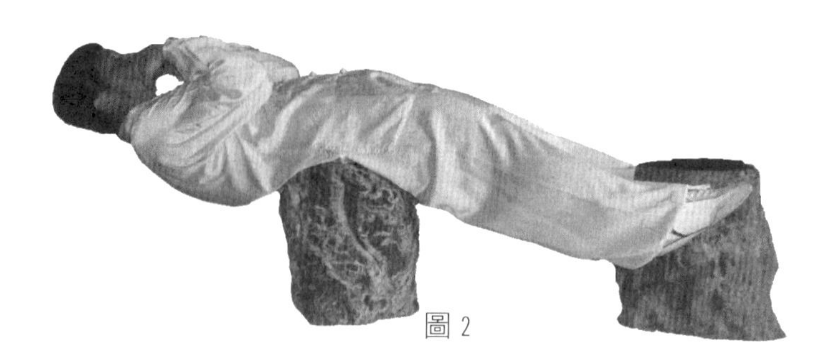
圖 2

(3)兩拳變掌，翻轉掌心向腳的方向，用力伸肘，由胸推至腹部，同時呼氣，上體少抬起。（圖3）

(4)重複練習三至七次。

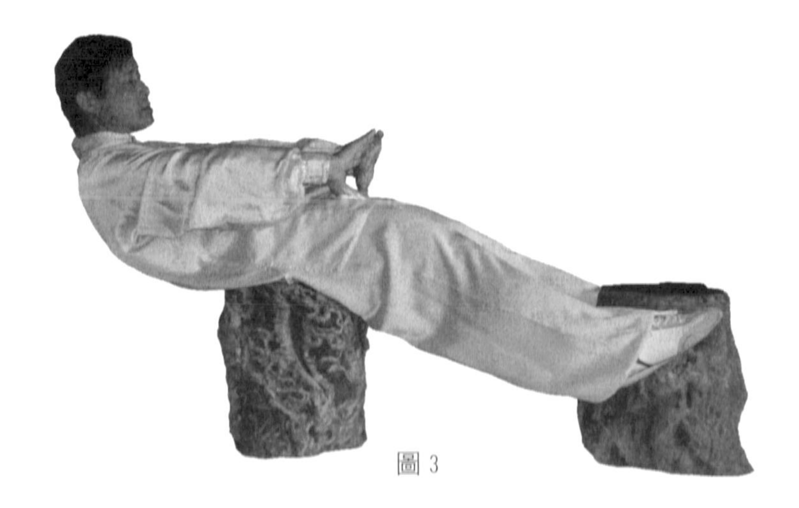

圖 3

【動作要領】：

呼氣與收腹協調一致。

⑦心功（前心）

第七功把：元氣歸中。

要訣曰：上吸下呼氣貫中。

元氣歸中有三個層次，屬中功，初級亦屬築基功，「中」在最初指臍中，將元氣歸中是惜精養氣。中級是精滿氣足後之「中」位在人身前之正中于謂任脈，任脈任一身之陰，和督脈形成周天之環流，即小周天。高級的「中」是指人體的中心部位，功夫成就後中脈通達，上至百會，下至會陰。

【動作機理】：

第七功把「上吸下呼氣貫中」是中丹田（胸腹部），位居中焦、上焦。加強心、肺功能的鍛鍊。使呼吸系統適應新的吐納方式，將體內的病濁氣排出，吸入清氣與水穀之精氣相並後，供養臟腑軀體。使肺功能得到增強，從而達到通調水道，使體液運行，三焦氣化得以傳輸。

理通三焦，氣街通道是一、二、七功把得特點，方言稱這三節功為「做丹田」。

【操作】：

(1)備木棍一根，直徑約2.5至3公分，長1.2公尺，兩腳併攏，向前斜立，將木棍與地面平行，一端抵在牆壁上，一端抵在胸骨劍突下，兩臂自然下垂，眼平視。

(2)兩手以肩為軸，直臂向後、向上舉起，掌心朝後上方。（圖1）

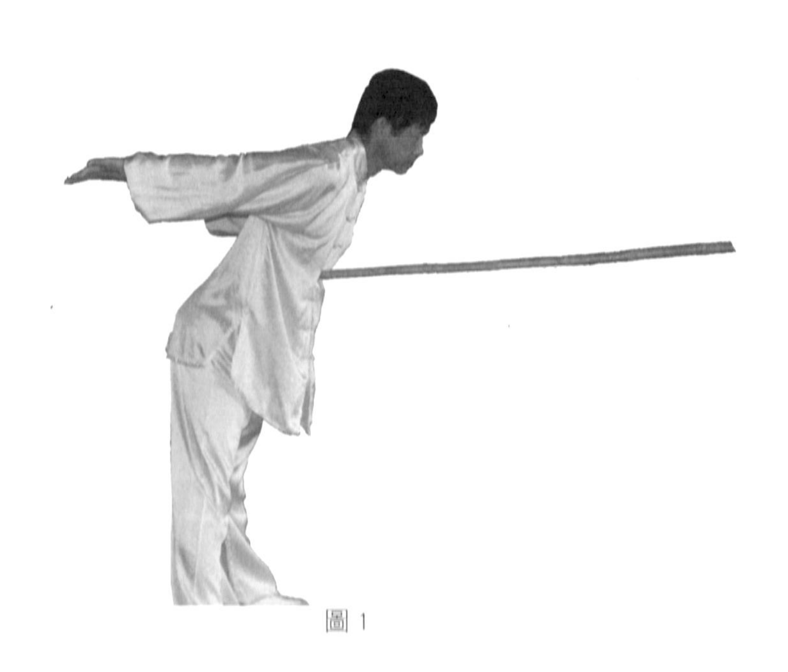

圖 1

⑶兩掌直臂向下至體側時，屈肘向前、向上弧形繞行至胸前，同時兩掌變拳，吸氣。（圖2）

⑷兩拳變掌，翻掌心向下，手指相對，用力向下推掌，同時呼氣。（圖3）

⑸重複練習七次。

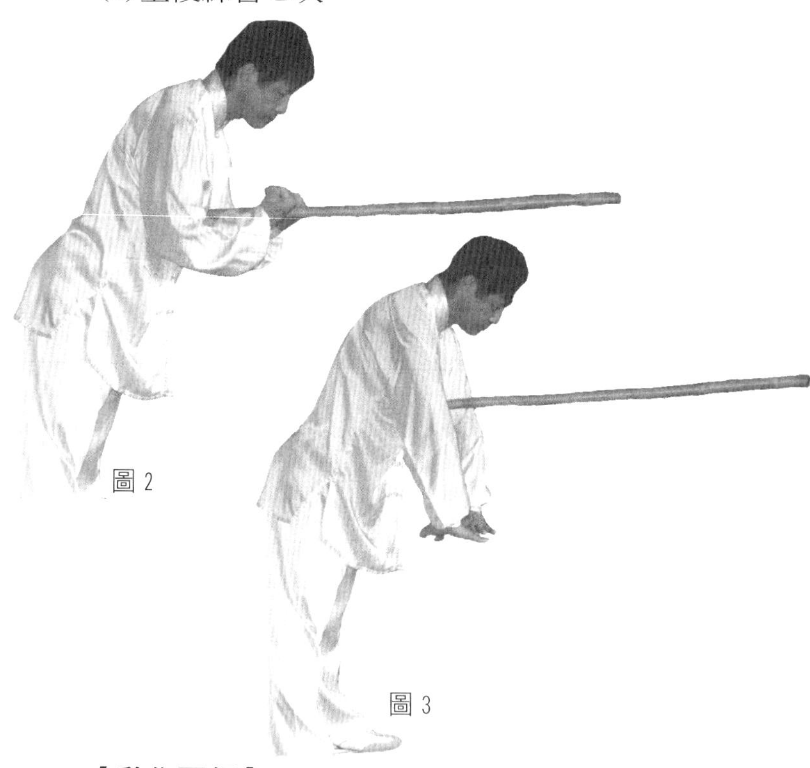

圖 2

圖 3

【動作要領】：

呼氣向下推掌時，身體要往前頂，但注意強度適當。

3. 副七功

副七功由霸王舉鼎、鳳凰伸翅、金雞抖力、霸王撒鞭、 雙鳳朝陽、黃龍纏腰、金雞拍肚等七部功所組成，為《活氣功》之副功，副功者，輔助功也。

①霸王舉鼎

副一功把：霸王舉鼎。
功式動作重複3次或7次。

【動作機理】：
此把動作尤如霸王舉鼎，然就功式與呼吸而言，具有兩手托天理三焦的功效，屬三焦功，三焦位於胸腹部，上焦位在胸部，中焦位在腹部，下焦位在小腹部。三焦主氣化，體弱多病者大多氣化功能弱，理順了三焦則上、中、下通暢，有利臟腑功能。

【操作】：

(1)兩腳開立與肩同寬，兩臂自然垂於體側，眼平視。(圖1預備式)

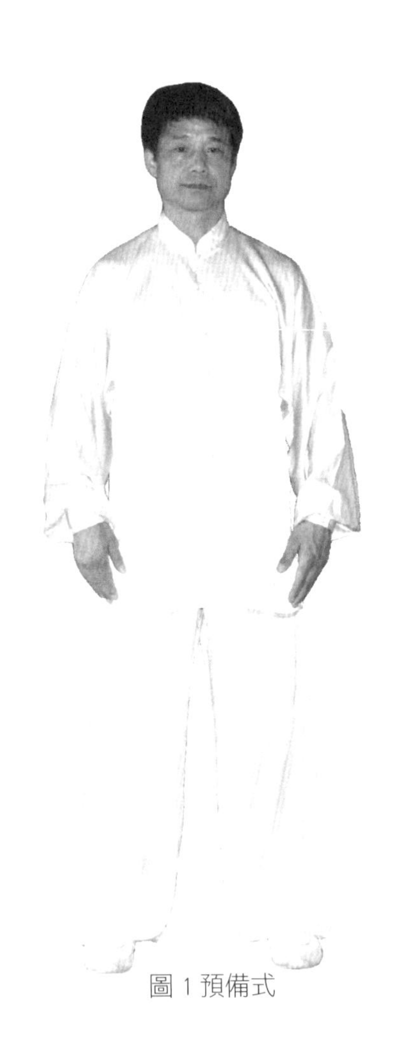

圖1預備式

(2)上身前俯，兩手變虎爪，中指對準兩腿外側正中線。(圖2)

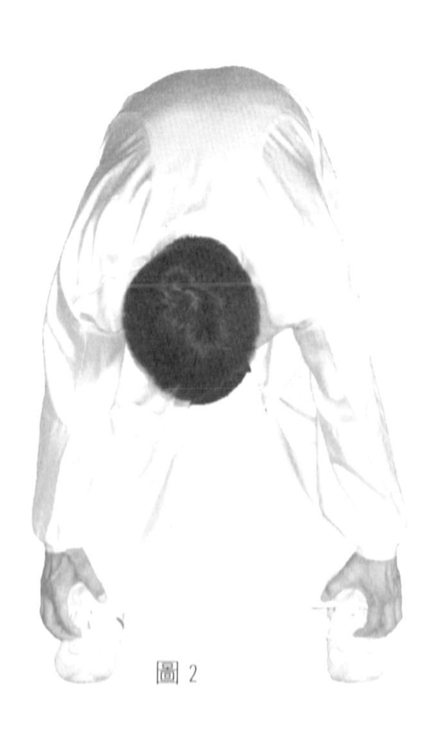

圖2

(3)兩虎爪沿兩腿外側正中線，用勁上拉至腰側，同時吸氣。(圖 3)

(4)兩虎爪變拳，拳心相對，拳眼朝後，猛力垂直上沖，同時呼氣。(圖 4)

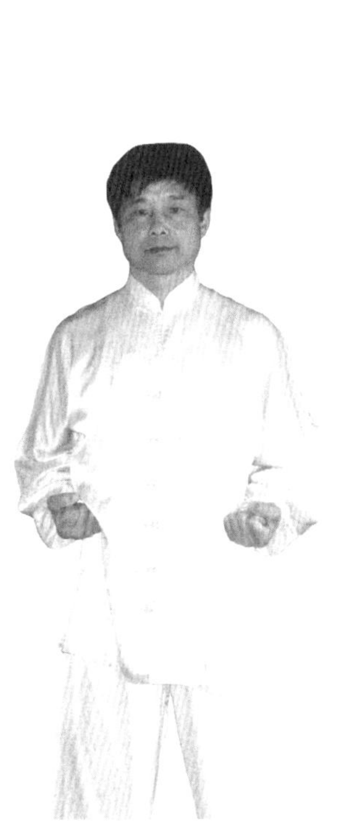

圖 3

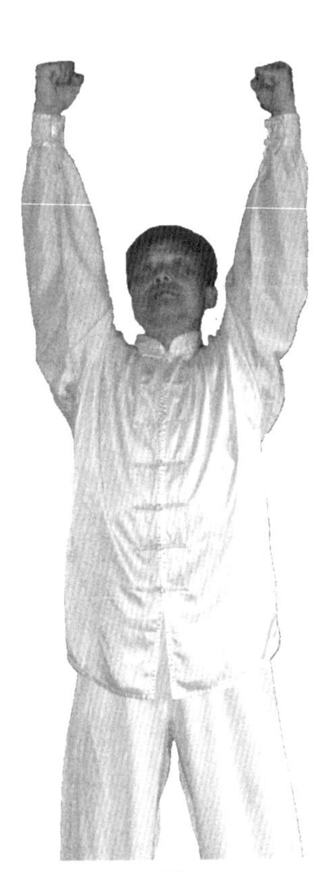

圖 4

(5)兩拳變掌，直臂向兩側下落與肩平，掌心向下。（圖5）

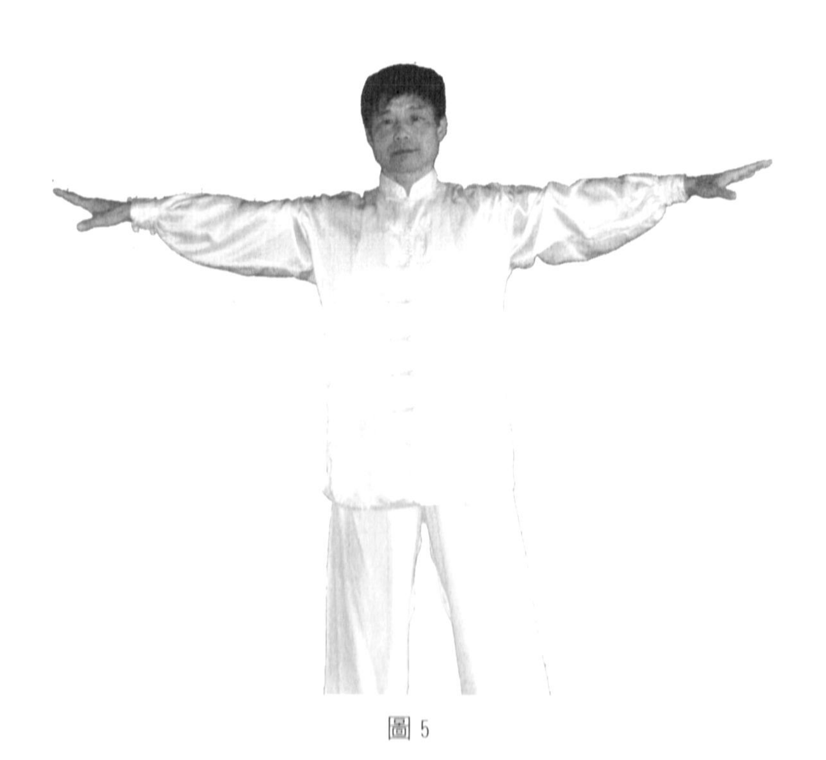

圖 5

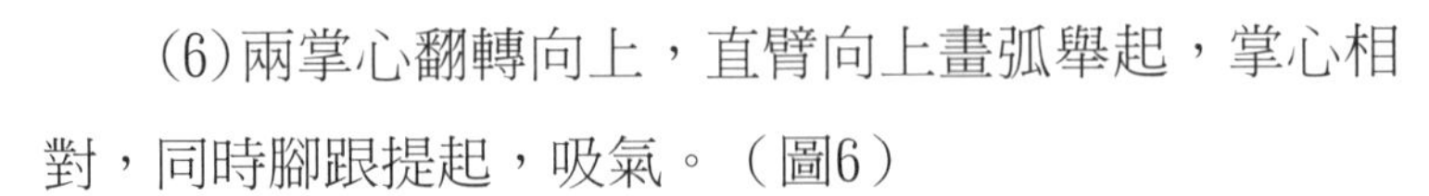

(6)兩掌心翻轉向上，直臂向上畫弧舉起，掌心相對，同時腳跟提起，吸氣。（圖6）

(7)兩掌變拳，用勁垂直下拉於胸前。同時足跟落地，呼氣。（圖7）

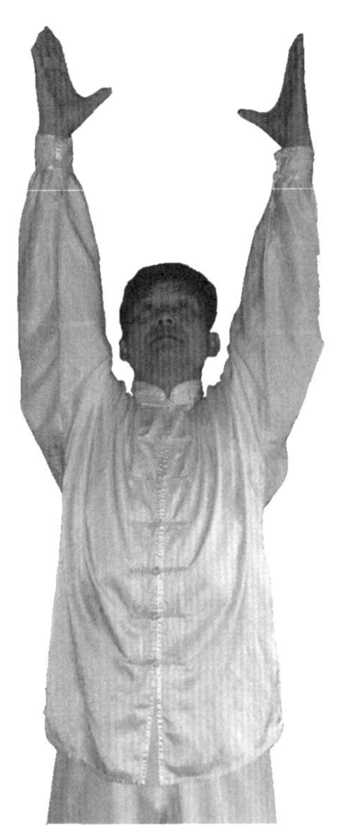

圖 6

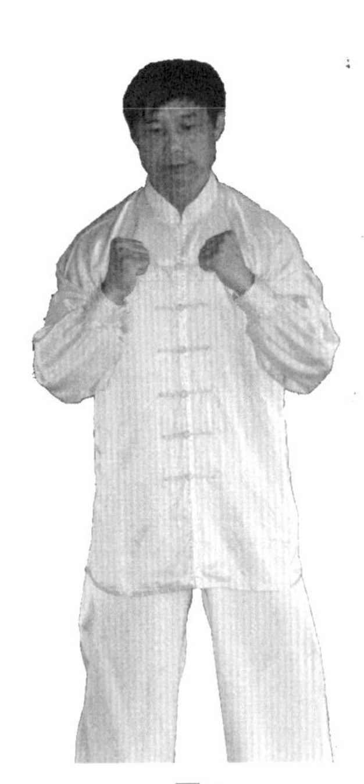

圖 7

(8)兩拳心向下，向左右兩側平伸直，然後轉拳心向上，屈肘直線收回兩肋部。（圖8、9）

(9)做平氣功，重複練習七次。

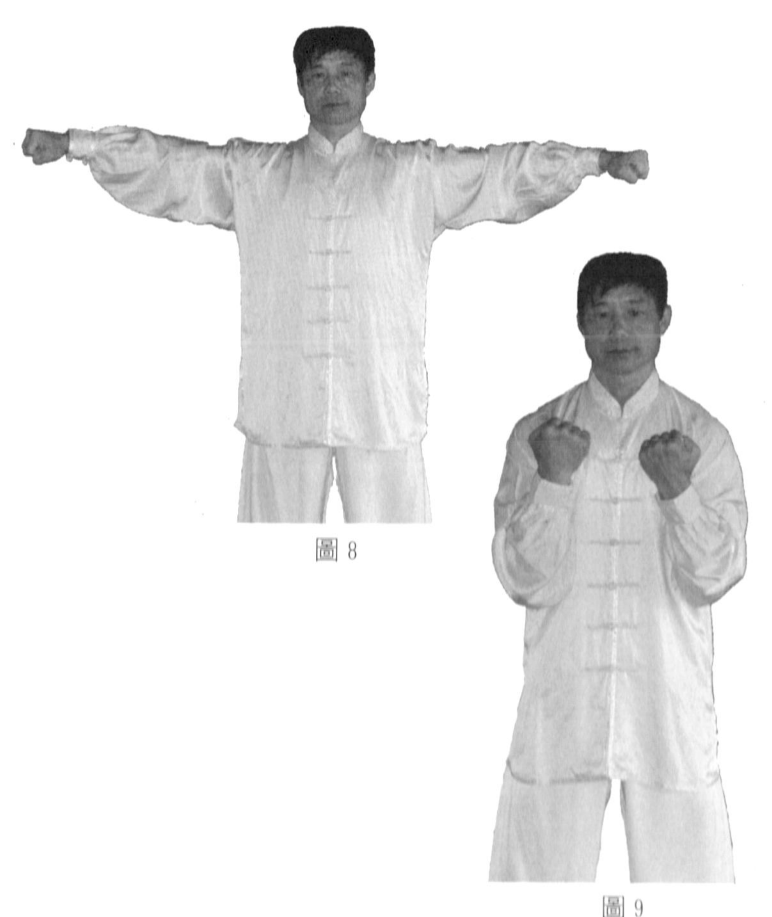

圖 8

圖 9

【動作要領】：

練習時兩膝始終伸直，擊打肋部強度要適當。

②鳳凰伸翅

副二功把：鳳凰展翅。

功式動作左右各重複3次或7次。

【動作機理】：

屬肺功，肺屬金，金生水。鳳凰展翅式主要是提高上焦氣化功能，導引時橫膈膜上提同時胸廓打開，使呼吸能至極限，兩手功式左右相同，形成胸部開合，內氣隨之升降。

【操作】：

(1)兩腳開立與肩同寬，兩臂自然垂於體側，眼平視。(圖 1 預備式)

(2)兩手變掌，左手掌心向後，由腹前向右、向上弧形繞行至頭的右上方時，轉掌心向前，沿前額向左拉至頭的左上方，同時右掌心向下，先側平舉，然後屈肘收於左腋下，吸氣。

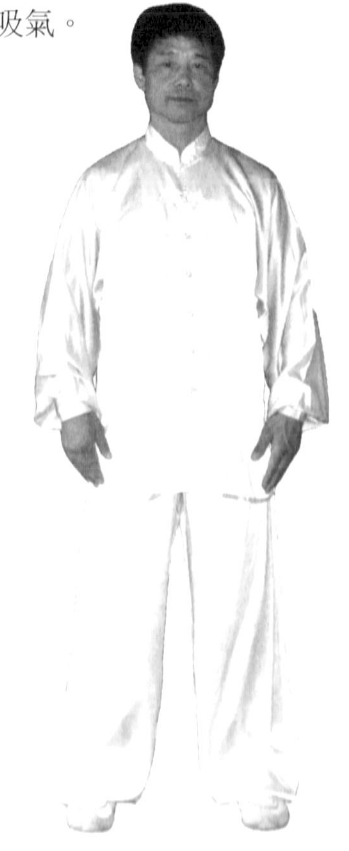

圖 1 預備式

(3)左手不動，右手掌心向下，使用內勁，平行左右來回連續擺動三次，待第三次向右甩擺時，呼氣。（圖2、3）

(4)換左手做，動作方法同上，唯方向相反。左右手輪換各練三次。

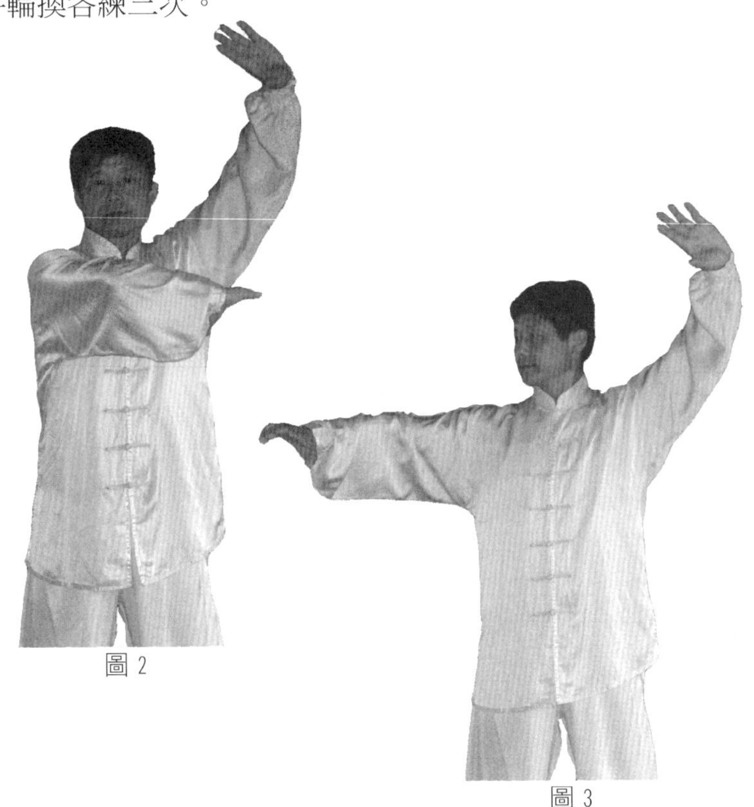

圖2

圖3

【動作要領】：

做弧形甩擺時，要用內勁。

③金雞抖力

副三功把：金雞抖力。

功式動作左右各重複3次或7次。

【動作機理】：

屬心功，心屬火，火生土。金雞抖力式是仿生功法，運用兩手動作交替抖力，使力貫十指，古人云：十指連心。具有清心火和疏通心經、心包經之功效。

【操作】：

(1)兩腳開立與肩同寬，兩臂自然垂於體側，眼平視。(圖 1 預備式)

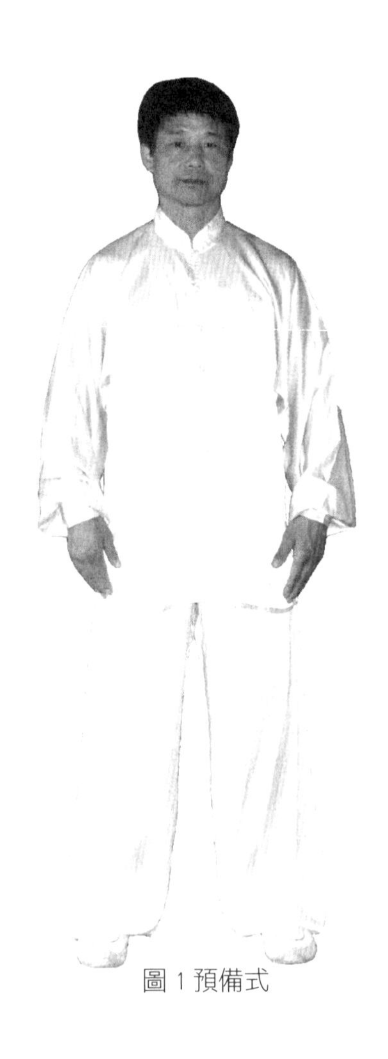

圖 1 預備式

(2)左手叉腰，拇指朝前，虎口向下。右手前平舉，由掌變虎爪。立腕，同時吸氣。(圖 2)

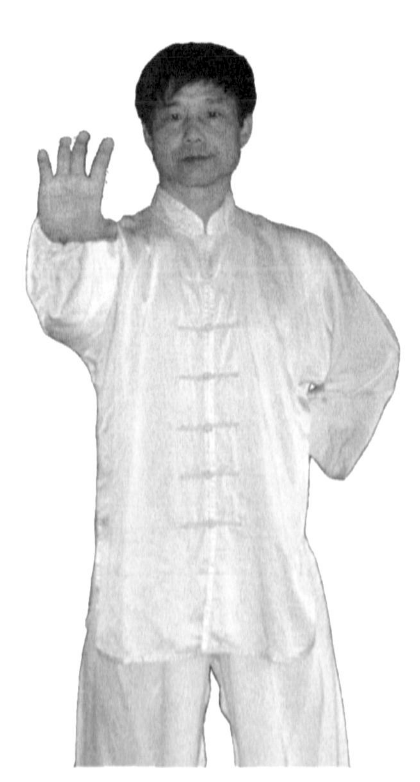

圖 2

(3)右臂作前後平行收推（以肩胛骨的收縮為運動點）三次，待第三次向前推出時呼氣。(圖 3)放鬆下落至體側，換左手做，動作方法同右手。(圖 4)

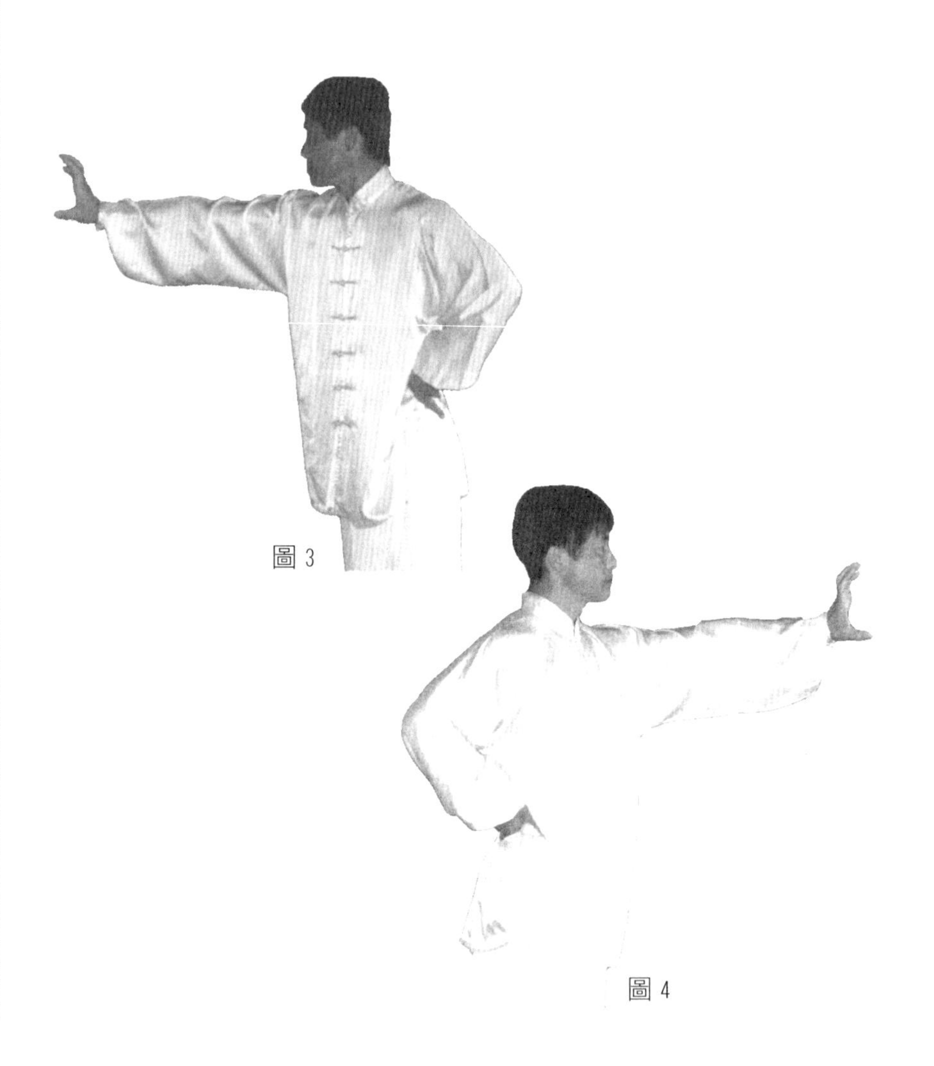

圖 3

圖 4

(4)左右手各重複三次後，變雙手做。雙手動作方法同單手。(圖 5、6)

(5)雙手重複做三次。

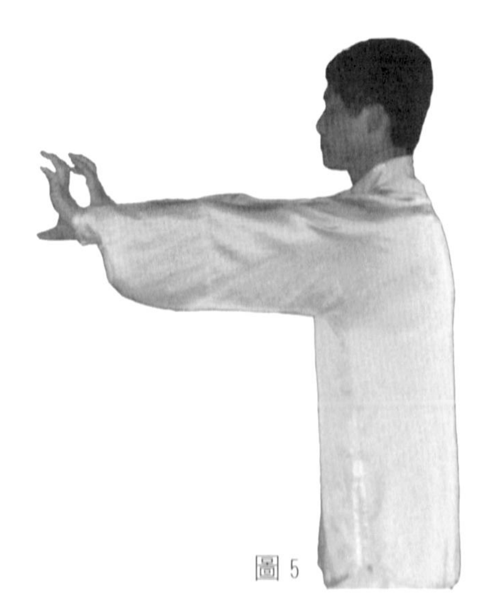
圖 5

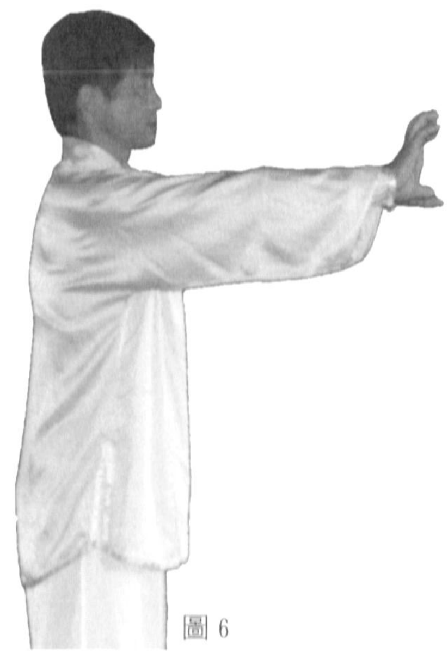
圖 6

【動作要領】：

做前後平行收推時，要有抖力。

④霸王撒鞭

副四功把：霸王撒鞭。

功式動作重複7次。

【動作機理】：

屬腎功，腎主骨，腎屬水，水生金。霸王撒鞭式巧妙地應用腰腹力量配合呼吸達到壯陽強腎的目的，陽剛之氣形於外，而內柔之氣行於腎，道家養生氣為本，醫家養生腎為根。

【操作】：

(1)兩腳開立略寬於肩，鬆靜站立，兩臂自然垂於體側，眼平視。(圖1預備式)

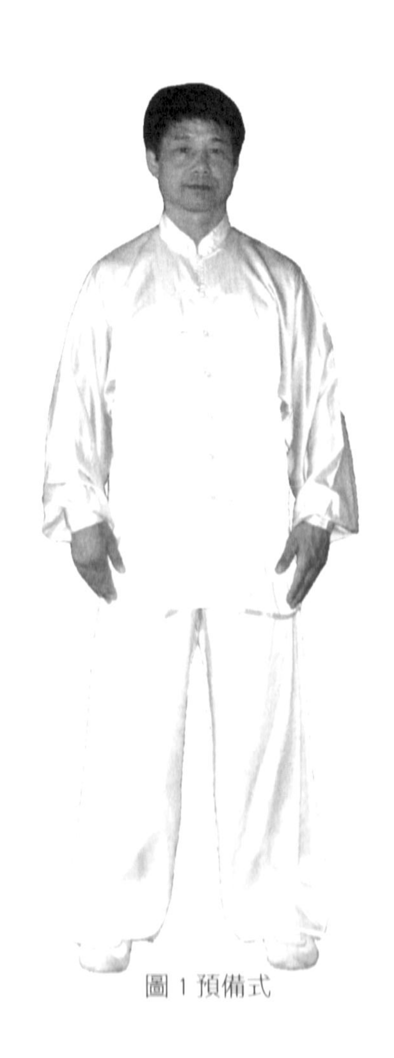

圖1預備式

(2)以左腳為支撐腳，右腳提起。兩手向左側上方伸出，掌心向上，左手略高於頭，右手與左肩平，同時吸氣。(圖 2)

(3)右腳向右下方落成馬步，兩掌變拳，右手屈肘 90 度，橫架於右肩前，拳心向內，高於眼平，前臂與地面垂直；左手拳心向上，收回時擊打肋部，同時呼氣。(圖 3)

(4)換邊做，動作方法同上，維方向相反，左右各做七次。

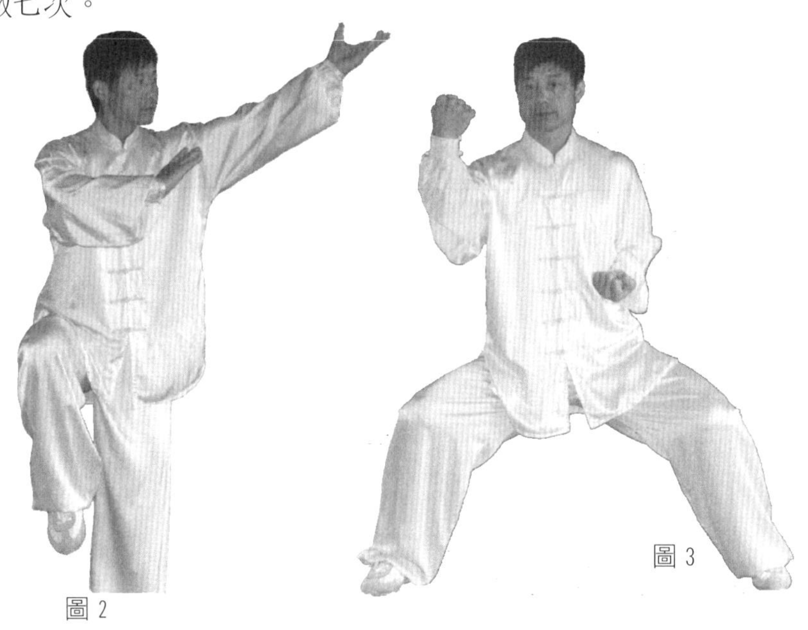

圖 2　圖 3

【動作要領】：

上下肢動作要協調一致，擊肋強度適當。

⑤雙鳳朝陽

副五功把：雙鳳朝陽。

功式動作左右重複3次或7次。

【動作機理】：

屬脾功，脾屬土，土生木，脾主四肢。脾為後天之本，雙鳳朝陽式是健脾的功法，訣云：調理脾胃須單舉。此舉有醒脾健脾之功效，脾胃功能好則身強體壯。

【操作】：

(1)兩腳開立略寬於肩，鬆靜站立，兩臂自然垂於體側，眼平視。(圖 1 預備式)

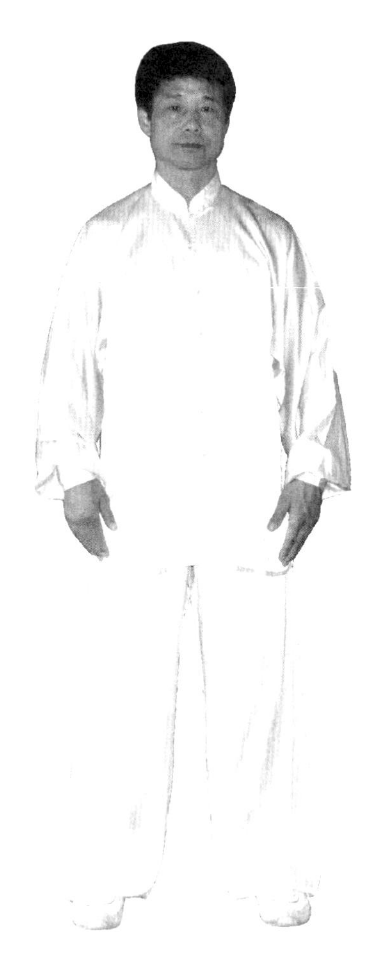

圖 1 預備式

(2)上身前俯，兩手變虎爪，中指對準兩腿外側正中線。(圖2)

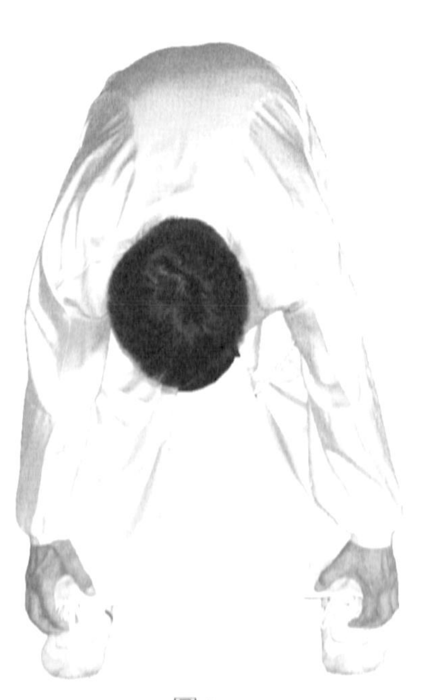

圖2

(3)兩虎爪沿兩腿外側正中線，用勁上拉至腰側，同時吸氣。(圖 3)

(4)兩虎爪變拳，拳心相對，拳眼朝後，猛力垂直上沖，同時呼氣。(圖 4)

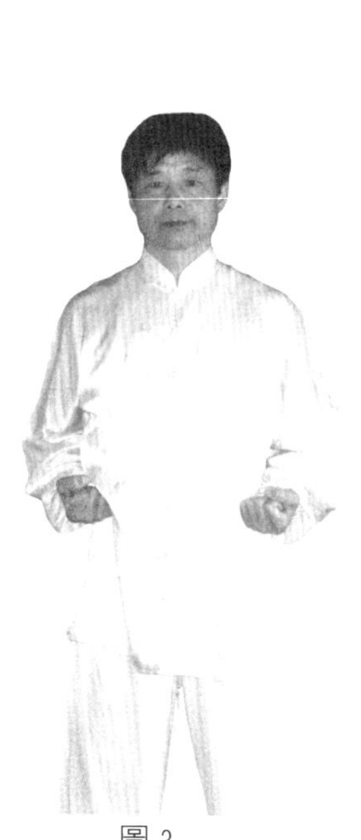
圖 3

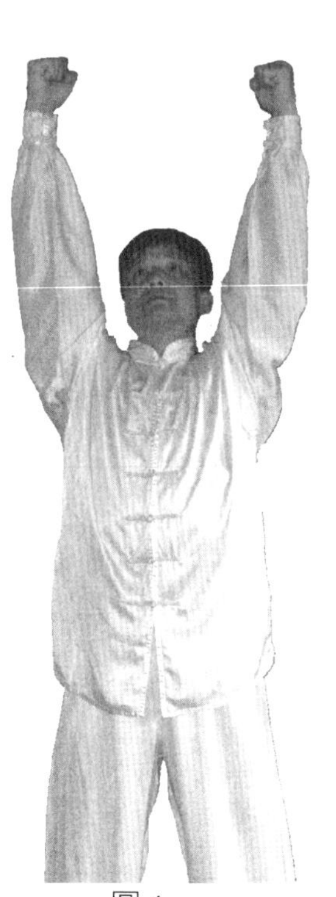
圖 4

(5)接著兩拳不動吸氣，然後兩拳變掌，先左後右垂直向上，推收頂掌各一次。(圖 5、6)同時呼氣，要求氣分兩次呼出，即左右頂掌時各呼一半。

(6)最後做平氣功，重複練習七次。

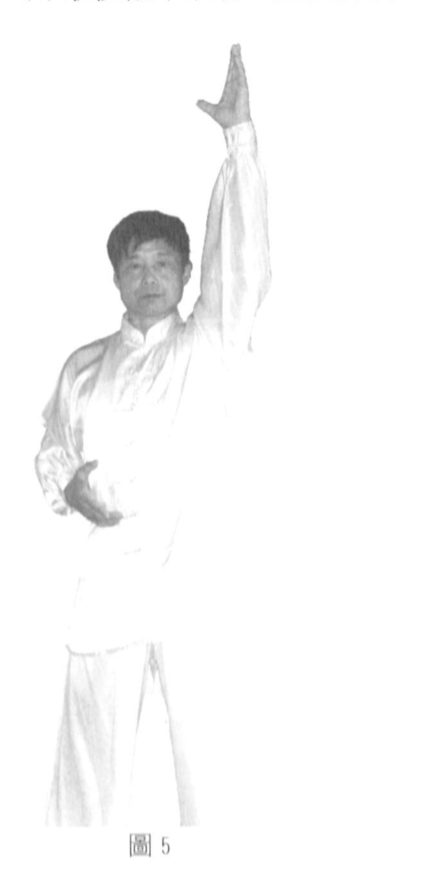

圖 5

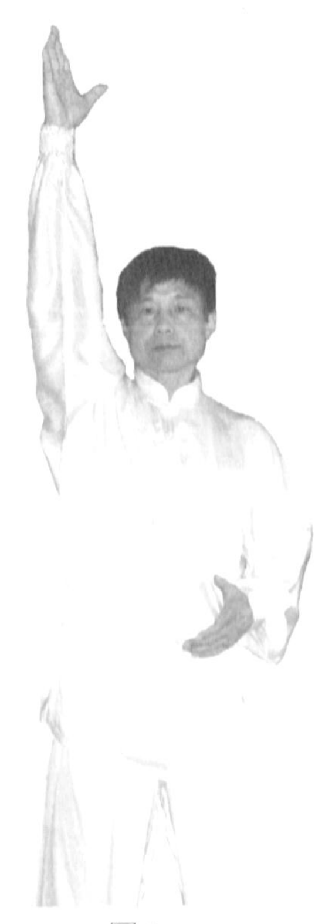

圖 6

【動作要領】：

氣分兩次呼出時應配合動作，短促有力。

⑥黃龍纏腰

副六功把：黃龍纏腰。

功式動作左右各重複3次或7次。

【動作機理】：

屬肝功，肝藏血，肝屬木，木生火。黃龍纏腰式意在培土護木，導引與吐納有舒肝利膽和健脾(脾屬土)之功效，合五行相生之理。

【操作】：

(1)兩腳開立略寬於肩，鬆靜站立，兩臂自然垂於體側，眼平視。(圖 1 預備式)

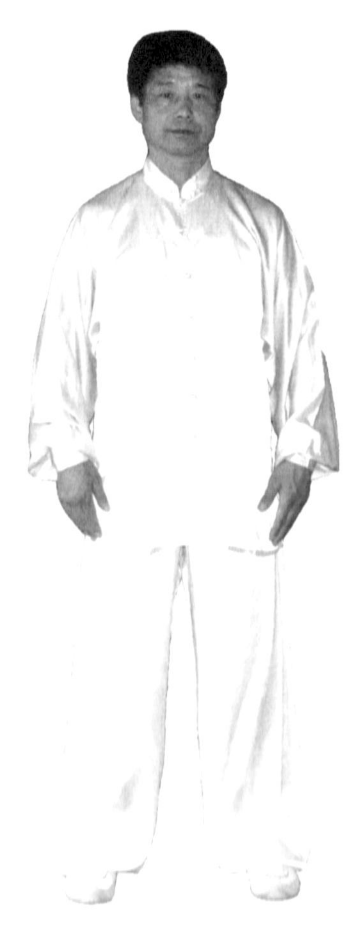

圖 1 預備式

(2)平氣功後，身體右轉 90 度，重心移到左腳，右腳提起，向右跨出成右弓步，同時兩手在腹前交叉。(圖 2)

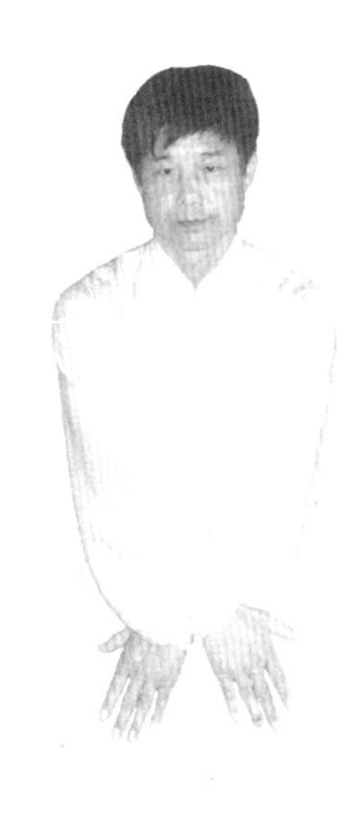

圖 2

(3)以肩為軸，左手經右、向上、經頭向左、向下。右手同左手方向相反，弧形繞行一周，還原成腰前交叉式，吸氣。(圖3、4、5)

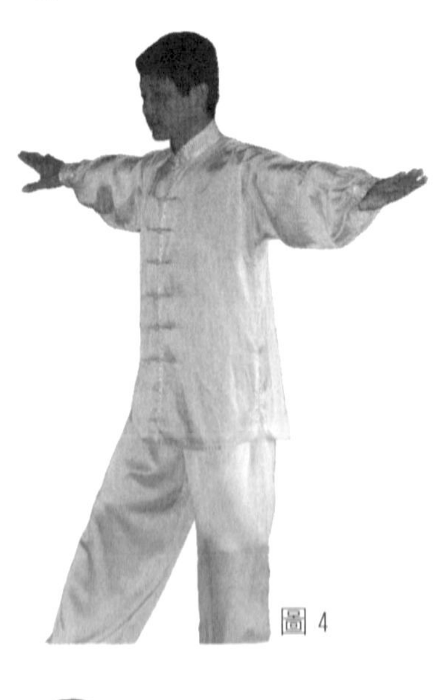
圖 4

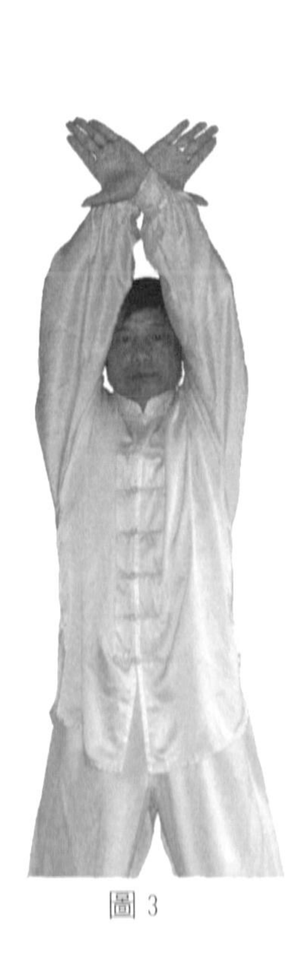
圖 3

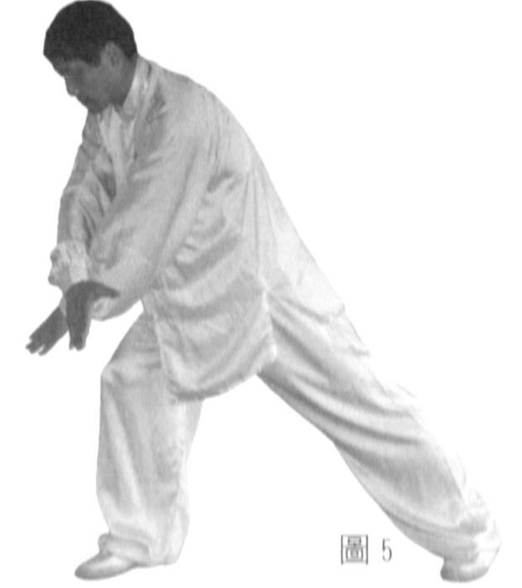
圖 5

(4)上身和弓步不變，兩手以肩為軸，作外展內收交叉剪切動作三次。外展時兩手間距約2尺，待第三次交叉時呼氣。

(5)換邊做，動作同上，方向相反。(圖6、7)

(6)左右各做五次。

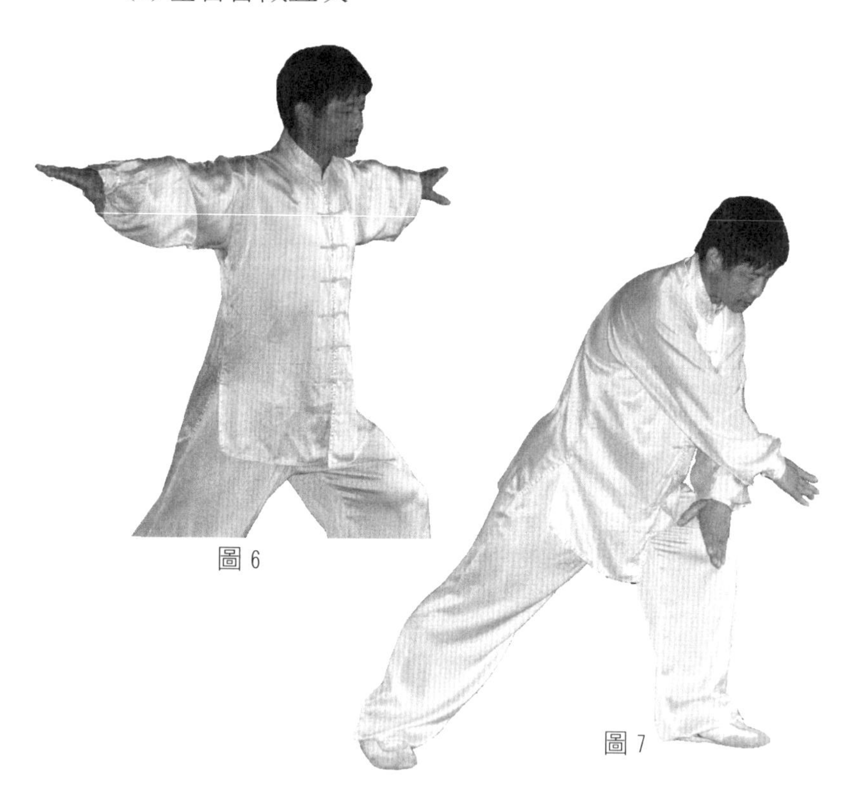

圖6

圖7

【動作要領】：

交叉剪切動作應含有內勁。

⑦金雞拍肚

副七功把：金雞拍肚。

功式動作重複3次或7次。

【動作機理】：

金雞拍肚式是為震盪大、小腸，為自我閉氣排氣之功，大腸經與肺經互為表裡，小腸經與心經互為表裡，此舉有由表及裡之功效。

【操作】：

(1)兩腳平行站立，左腳提起，約45度方向從左前方跨出成左弓步，左手叉腰，拇指朝前，虎口向下，右手在腹前自然下垂，眼平視。

(2)右手以肩為軸，直臂向上舉起與身體成一垂直面，掌心向前，同時吸氣。(圖1)

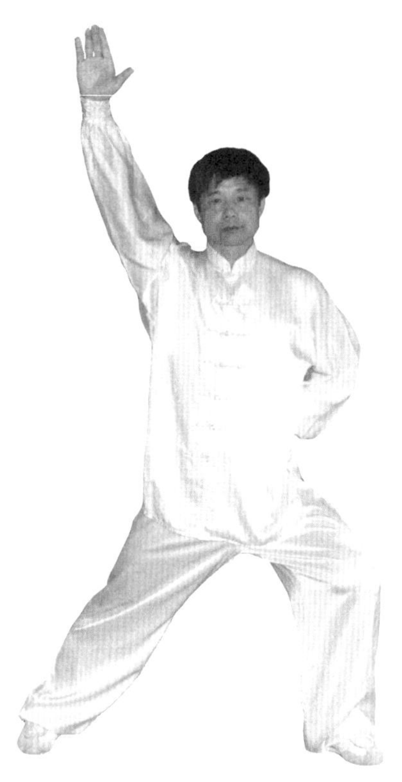

圖 1

(3)保持上勢、待呼氣後，右手下落連擊小腹三次。(圖 2)

(4)然後再舉起右臂，還原成上一動作，重複練習三組後，換邊練習。

(5)左右側各練習七次。

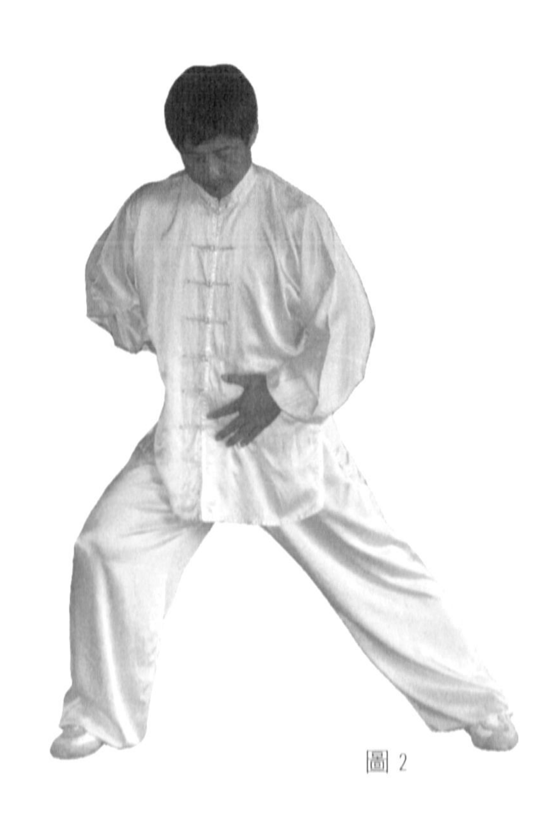

圖 2

【動作要領】：

拍肚強度應適當。

4. 收功把

【動作機理】：

收功把是在煉功完畢後所煉的一個功把，具有引氣歸元的功效。要求重複五至七次。做收功把一定要認真。務使「顆粒歸倉」。

【操作】：

(1)兩腳開立略寬於肩，鬆靜站立，兩臂自然垂於體側，眼平視。(圖 1 預備式)

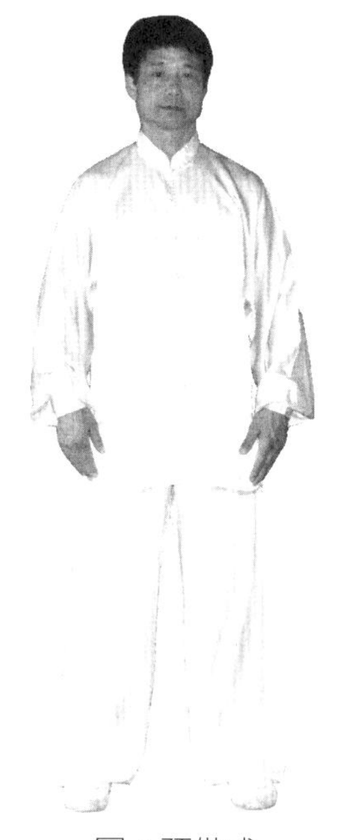

圖 1 預備式

(2)兩手以肩為軸，在腹前交叉，掌心向內，然後兩手分開，從身體兩側舉起，掌心向上，舉至肩高時，屈肘、轉腕，兩手在額前上方，虎口相對，掌心斜向上，吸氣。(圖 2)

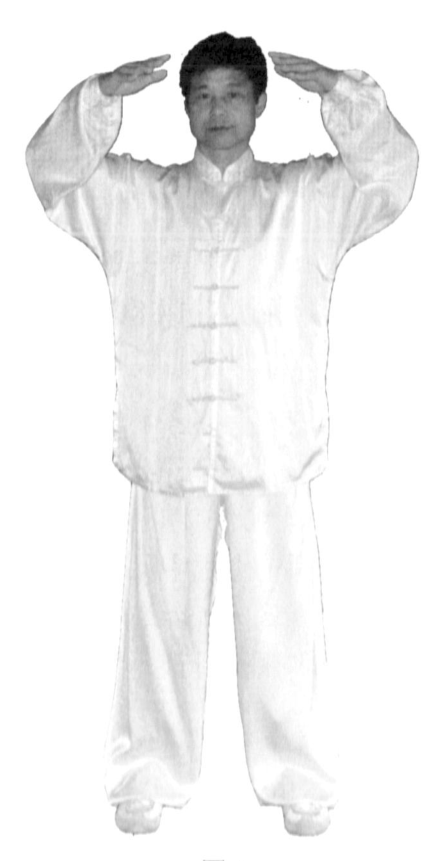

圖 2

(3)接上動，兩臂以肩為軸，作左右拉收振臂動作三次，待第三次還原時呼氣，然後變兩掌心向下做平氣功。(圖 3)

(4)收功把連做七次。

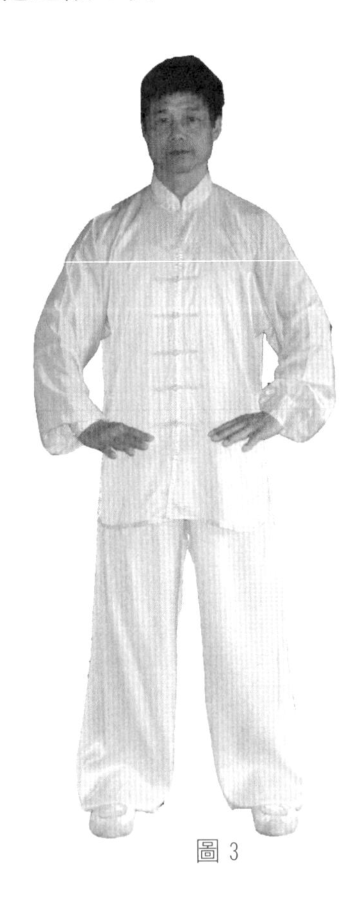

圖 3

【動作要領】：

振臂動作應有內勁。

七、十二經筋圖

「十二經筋」出自《靈樞經》（卷四）。

十二經筋隸屬於十二經脈，並以經脈為名，經筋的病候，充實了經絡學中有關運動功能方面的生理、病理的理論。十二經筋依靠臟腑經絡氣血的濡養而得以維持。

煉功時對照十二經筋圖譜，我們會對中醫生理學有新的認識，十二經筋是經絡系統在肢體外周的聯屬部分，有具體的生理起止點，行於體表，不入臟腑，其走向均起於四肢末端，結於關節、軀幹、胸腹、頭部等附近，陽經在外、在後，陰經在內、在前。

下文附錄了十二經筋圖，供習煉者學習參考。對幫助我們更好的理解功理甚有裨益。

1. 手太陰經筋圖

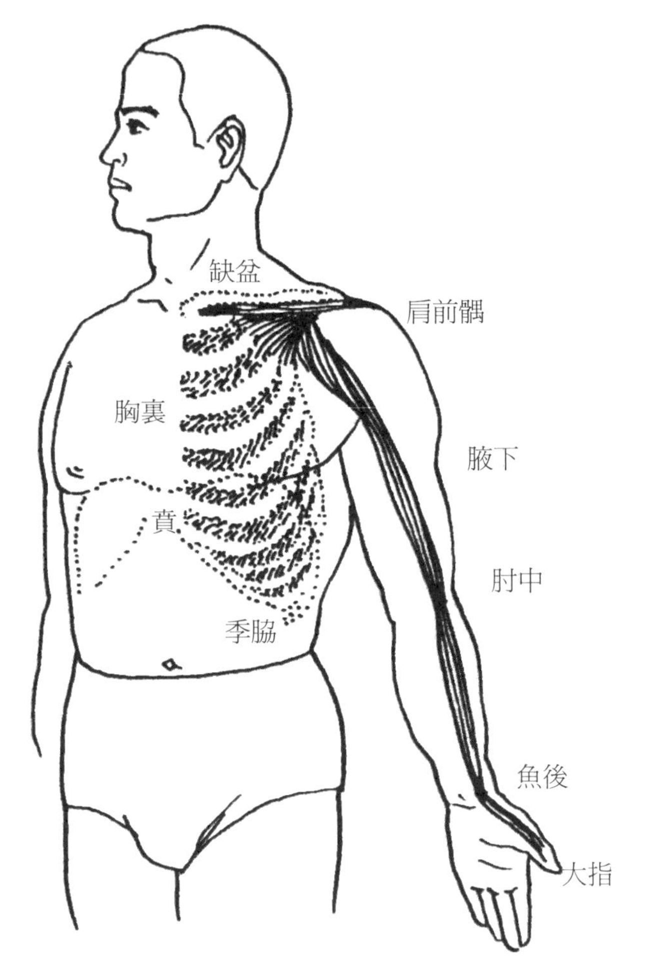

手太陰之筋，起於大指之上，循指上行，結於魚後，行寸口外側，上循臂，結肘中，上臑內廉，入腋下，出缺盆，結肩前髃，上結缺盆，下結胸裏，散貫賁，合賁下，抵季脇。

2. 手陽明經筋圖

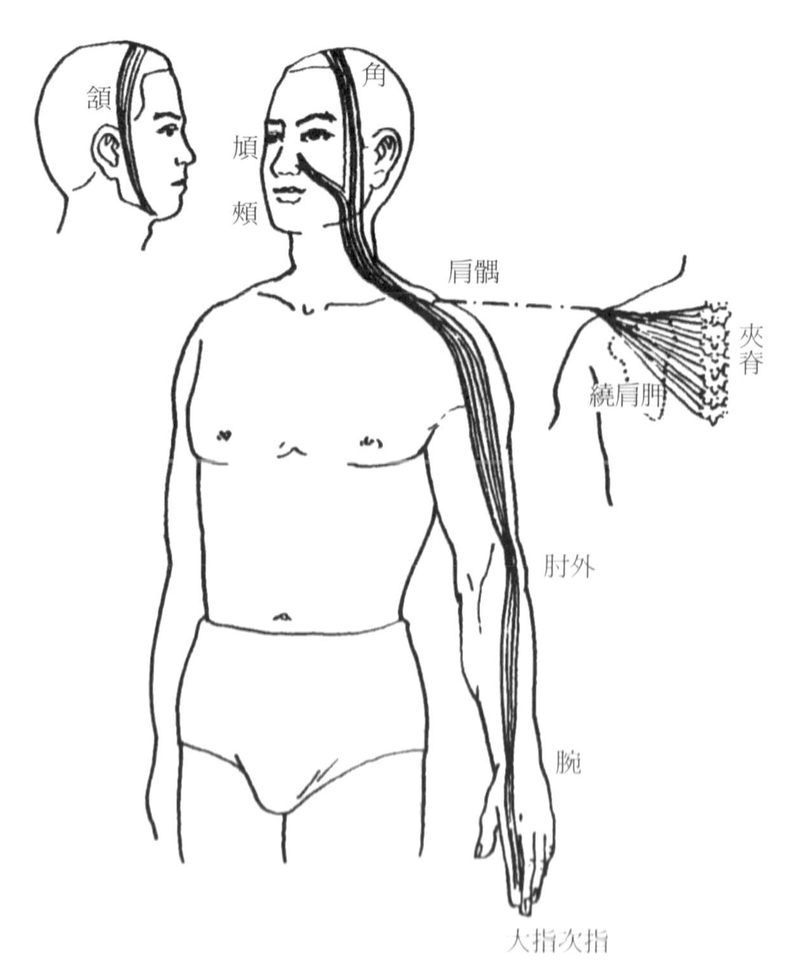

手陽明之筋，起於大指、次指之端，結於腕，上循臂，上結於肘外，上臑，結於髃；其支者，繞肩胛，夾脊；直者，從肩髃上頸；其支者，上頰，結於頄；直者，上出手太陽之前，上左角，絡頭，下右頷。

3. 足陽明經筋圖

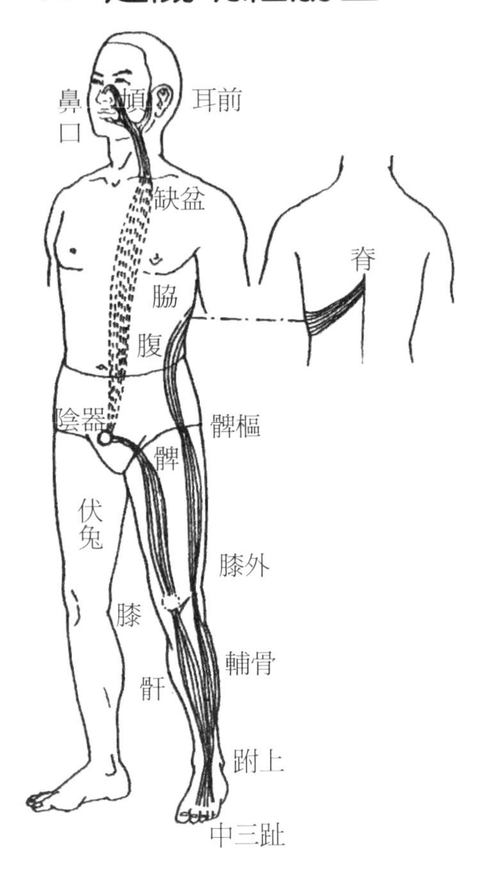

足陽明之筋，起於中三趾，結於跗上，邪外上加於輔骨，上結于膝外廉，直上結於髀樞，上循脇，屬脊；其直者，上循骭，結於膝；其支者，結於外輔骨，合少陽；其直者，上循伏兔，上結於髀，聚於陰器，上腹而布，至缺盆而結，上頸，上挾口，合於頄，下結於鼻，上合於太陽，太陽為目上綱，陽明為目下綱；其支者，從頰結於耳前。

4. 足太陰經筋圖

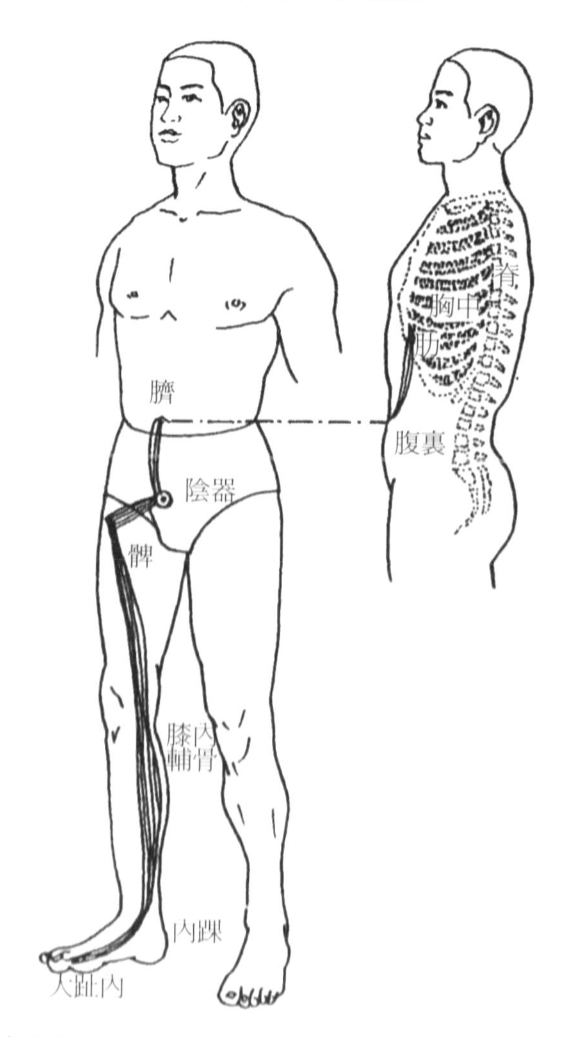

足太陰之筋，起於大趾之端內側，上結於內踝；其直者絡終於膝內輔骨，上循陰股，結於髀，聚於陰器，上腹，結於臍。

5. 手少陰經筋圖

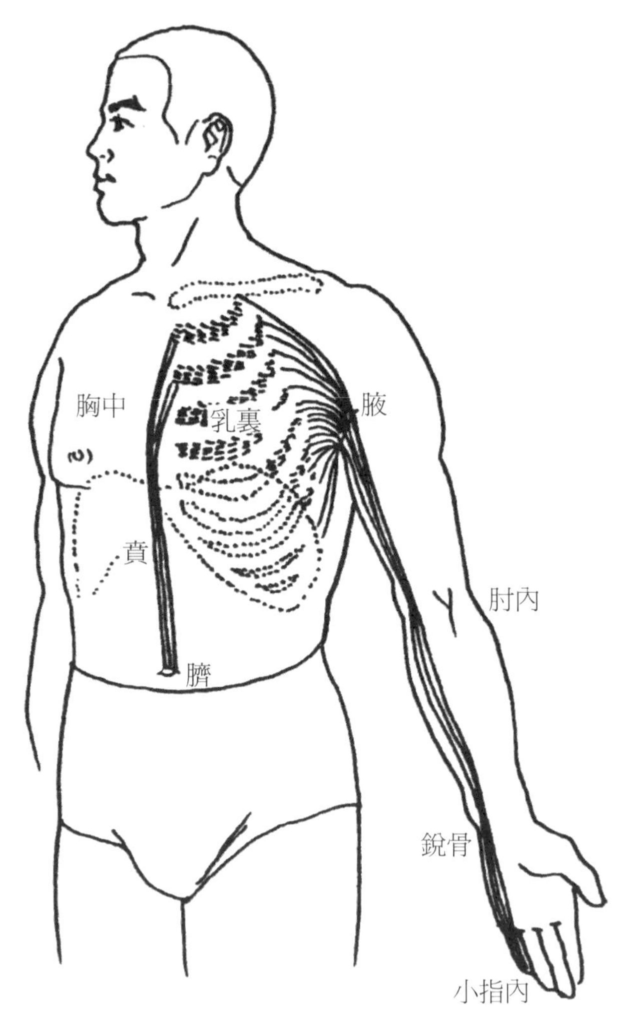

手少陰之筋，起於小指之內側，結於銳骨，上結肘內廉，上入腋，交太陰，挾乳裏，結於胸中，循臂，下繫於臍。

6. 手太陽經筋圖

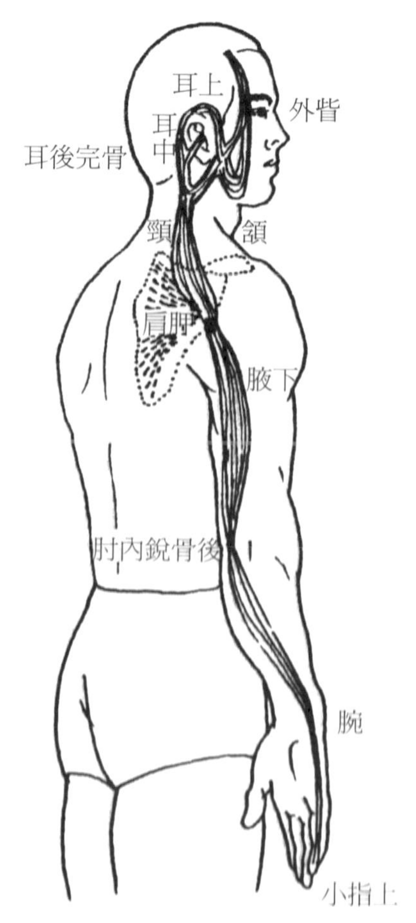

手太陽之筋，起於小指之上，結於腕，上循臂內廉，結於肘內銳骨之後，彈之應小指之上，入結於腋下；其支者，後走腋後廉，上繞肩胛，循脛出走太陽之前，結於耳後完骨；其支者，入耳中；直者，出耳上，下結於頷，上屬目外眥。

7. 足太陽經筋圖

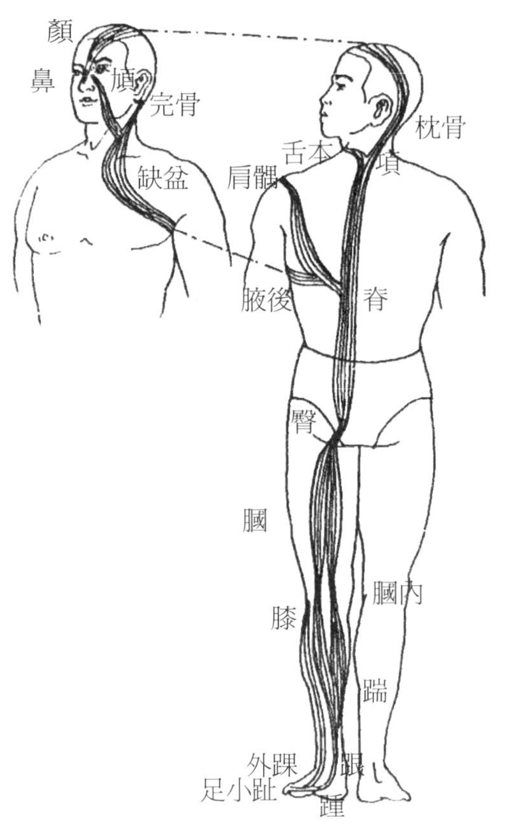

足太陽之筋，起於足小趾上，結於踝，邪上結於膝，其下循足外踝，結於踵，上循跟，結於膕；其別者，結於踹外，上膕中內廉，與膕中並上結於臀，上夾脊上項；其支者，別入結於舌本；其直者，結於枕骨，上頭下顏，結於鼻；其支者，為目上綱，下結於頄；其支者，從腋後外廉，結於肩髃者；其支者，入腋下，上出缺盆，上接於完骨；其支者，出缺盆，邪上出於頄。

8. 足少陰經筋圖

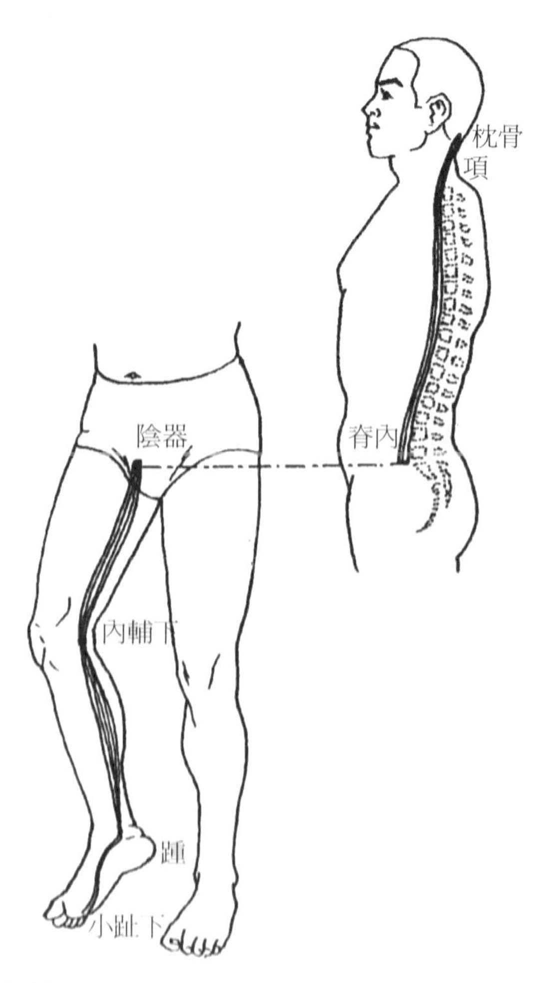

足少陰之筋，起於小趾之下，併足太陰之筋邪走內踝之下，結於踵，與太陽之筋合而上結於內輔之下，併太陰之筋而上循陰股，結於陰器，循脊內挾膂，上至項，結於枕骨，與足太陽之筋合。

9. 手厥陰經筋圖

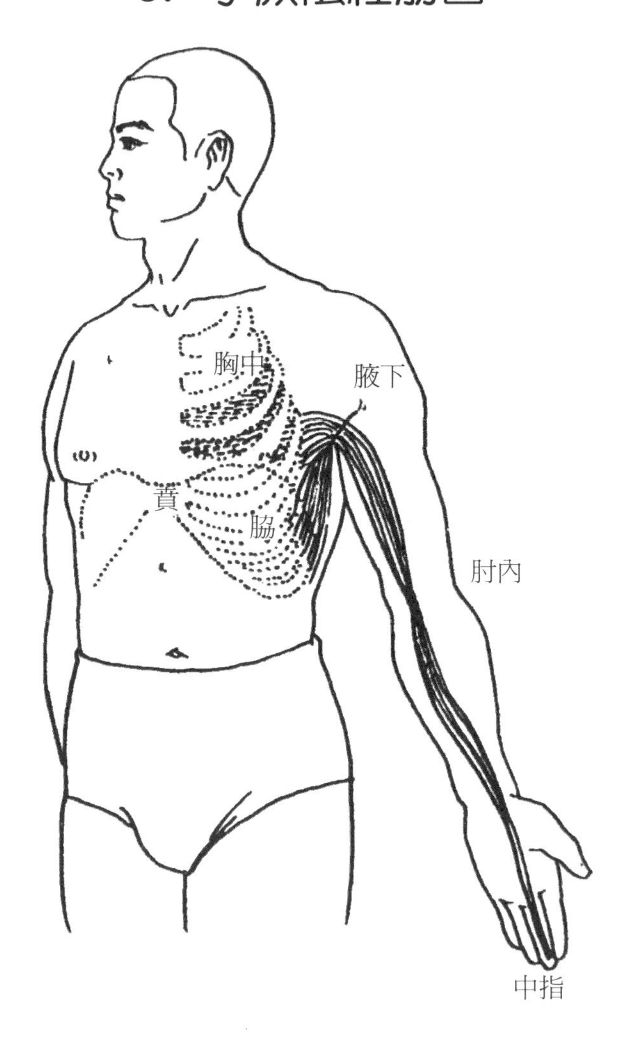

手厥陰之筋，起於中指，與太陰之筋並行，結於肘內廉，上臂陰，結腋下，下散前後挾脇；其支者，入腋，散胸中，結於臂。

10. 手少陽經筋圖

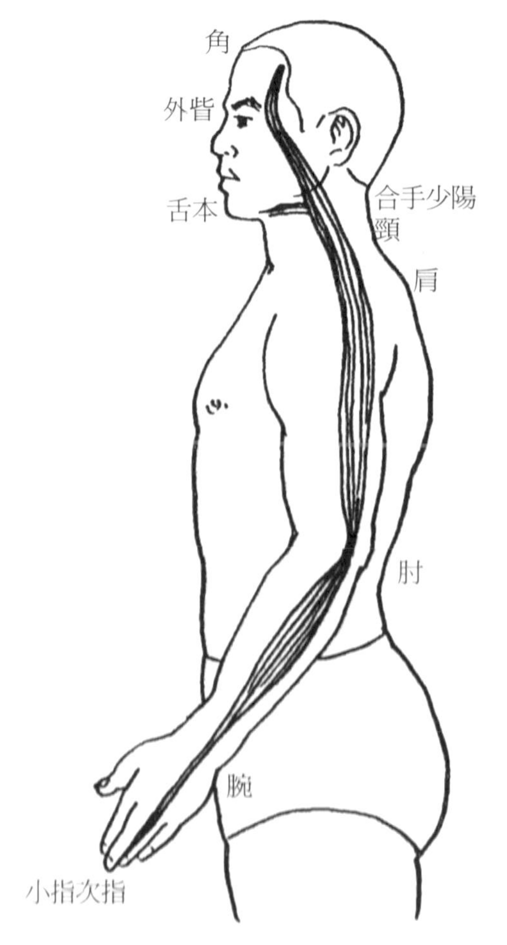

手少陽之筋，起於小指次指之端，結於腕，中循臂結於肘，上繞臑外廉，上肩走頸，合手太陽；其支者，當曲頰入繫舌本；其支者，上曲牙，循耳前，屬目外眥，上乘頷，結於角。

11. 足少陽經筋圖

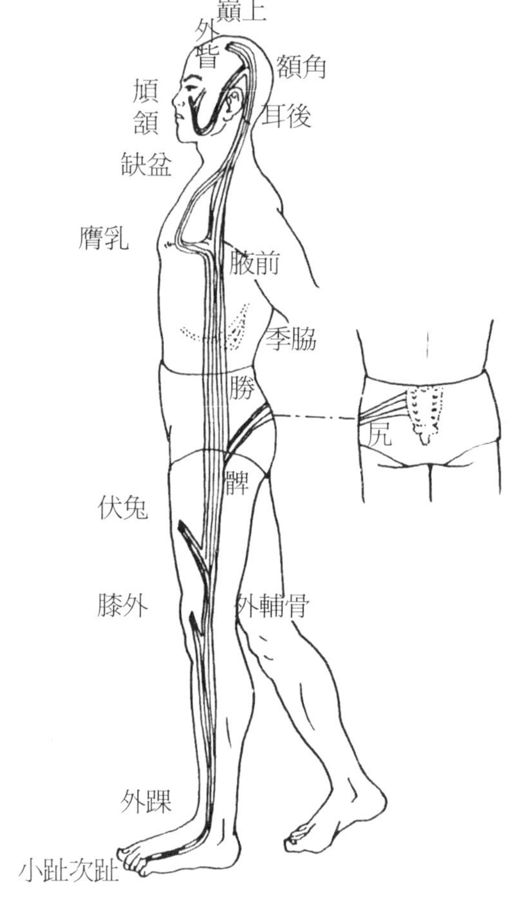

足少陽之筋，起於小趾次趾，上結外踝，上循脛外廉，結于膝外廉；其支者，別起外輔骨，走上髀，前者結於伏兔之上，後者結於尻；其直者，上乘勝季脇，上走腋前廉，繫於膺乳，結於缺盆；直者，上出腋，貫缺盆，出太陽之前，循耳後，上額角，交巔上，下走頷，上結於頄；支者，結於目眥為外維。

12. 足厥陰經筋圖

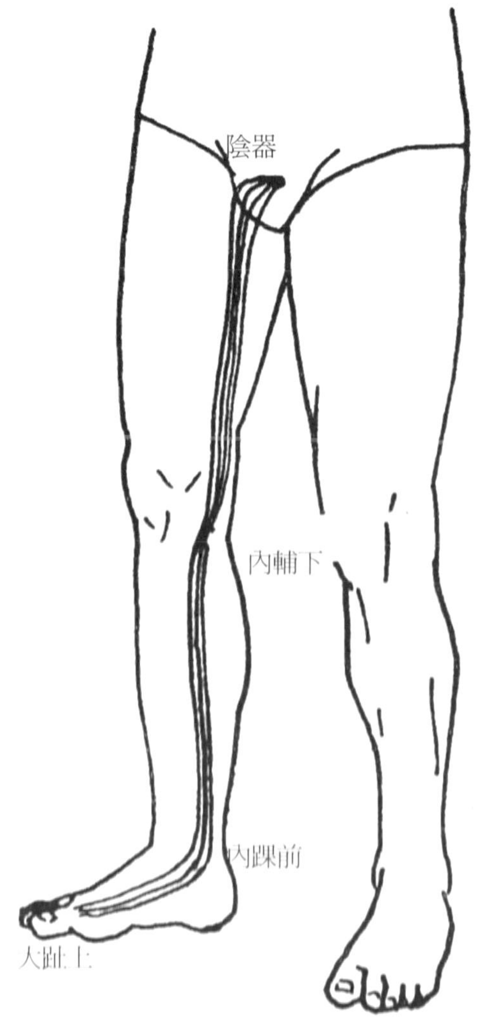

足厥陰之筋，起於大趾之上，上結於內踝之前，上循脛，上結內輔之下，上循陰股，結於陰器，絡諸筋。

八、《武當熊門七心活氣功》功法機理

正七功把是《活氣功》的基礎功法，堅持練習待動作和呼吸配合好了，就能起到「深氣深血」的功效，深氣深血的作用有二，一是平衡氣血，醫謂：平秘陰陽；二是行氣活血，醫謂：活血化瘀。練習《活氣功》之正七功能免受針藥之苦，因為很多疾病都與氣滯血瘀有關，如頸椎、腰椎、肩肘、膝關節等。

經過正七功練習將內氣由內向外擴充，內氣充滿十二經脈，繼而進入十二經筋在筋、骨、皮、肉上，經排打體表內氣充盈，應用在武術技擊的防身自衛中和按摩推拿中有奇效。

在正七功把中已應用武術排打方法，排打過量容易產生的「氣滯血瘀」副作用，《活氣功》十分注重消除瘀血，傳有要訣：「瘀血不破，新血不去，氣的循環，血的流通。」練習中不得法，或急於求成就會產生氣血瘀滯，要及時消除。

瘀血，在日常生活中是很容易產生的，很多疾病的產生究其根源都和瘀血有關，尤其是運動系統疾病，老一輩的武術家常說，醫武不分。老一輩武術家大多擅醫道，尤精正骨、按摩和跌打損傷、刀槍傷，這些疾病治療的重要內容是活血化瘀和鎮痛消腫。瘀血是血液經外來打擊或用力不當、扭傷後運行不暢時離徑之血，未消散而致。

另外，淤血的形成和心、肝、脾等臟器也有密切關係，心主血，肝藏血，脾統血，當他們的功能失調也會導致氣虛，氣滯、血瘀等現象，淤血既是一種病理產物，也是一種致病因素。三焦水道受阻、陰陽失調、體液不能正常輸布和排泄，會導致水濕停滯。氣不歸經亦會引起氣滯血瘀。

年老體弱者和身體素質較差者在練習《活氣功》正七功把時要適當減輕一些強度，每做一個功把，前後都做一個平氣把，練功完畢必須做收功把，使氣機有緊有馳，循序漸進，急於求成最易產生氣血淤滯，是練《活氣功》之大忌。

從上述完整的第一步功法來看，具有較高的實用價值，沒有虛玄的內容，從功法的組合下十分重視練養為主，理三焦，疏通經絡，激發一些要穴，百會穴、膻中穴、腎俞穴、勞宮穴和湧泉穴，然後配合吐納來達到治病健身的目的，不重意念，動作的技擊性強，是一種典型的武當內功，具有練功花費時間短、長功快、退功慢的特點。

九、《武當熊門七心活氣功》吐納法

《活氣功》的吐納方法非常有特點，是值得研究的，通常習練者只注重動作導引，很少去探討吐納方法與技巧，其實吐納法非常重要，所謂「深氣深血」也要借助於吐納法來起作用的，下面將各個功把的主要吐納方法作一介紹。

平氣功，亦稱起手勢，是平衡人體氣息的，是《活氣功》的預備功用以調身調息，幫助入靜。借助於動作導引配合吐納，敲擊腹部兩側同時呼氣，兩手背相合吸氣，再行導引始徐徐呼氣，由上而下至丹田，以達平氣之功效。

《活氣功》之平氣功是整套功法呼吸中，除收功把外唯一採用緩慢自然呼吸的，其他練習任何一個功把，都在機體緊張狀態下進行。

《活氣功》的吐納方法非常有特點，這種吐納方法的作用師輩們歸納為二十四字要訣：「上氣下壓，下氣上提，上下會合，陰陽歸一，氣練一體，方可立足。」它採用口吸鼻呼即：吸氣——閉氣——呼氣——閉氣——吸氣的呼吸循環過程。

功法要求吐納要和動作協調。吸氣、呼氣要短促有力、有聲。用口吸氣時要求舌上圈、舌尖輕抵上齶。嘴形要圓，吸入的氣在胸腔下壓，內氣自然反射上升往上沖騰，同時胸腔盡力擴展，橫隔膜上提。

閉氣是緊接吸氣進行的，所謂閉氣是不呼不吸使人體內壓增加，隨著人體運動的變化關閉著的聲門會出現憋氣現象，因此調息要求動作熟練，閉氣時腹肌和呼吸肌用力收縮，使胸廓向內壓縮，胸內壓力繼續增大，從而使動作剛勁有力，內功稱為，以氣催力，聚氣成力。

呼氣是在閉氣後進行，氣由鼻腔中噴出，要求短促有力、有聲，這種特定形式的呼氣，不僅不會使內氣減少，還可避免由「憋氣」而出現的不良現象。呼氣可以將體內濁氣迅速排出，起到排濁留清的作用。這種吐納方法是練功者的大腦皮質調節，改變了呼吸頻率結合動作導引，使氣能運行到某個特定部位。

《活氣功》之收功的吸氣——呼氣——平氣，用配合振臂來調集內勁，將氣向四肢末梢血管輸送，起到「深氣深血」的作用。練功中有時會出現眼發脹，耳鼓膜發脹現象，主要是由於閉氣不當所致，閉氣是主觀控制呼吸，多做幾次平氣動作，就能消除這種氣滯現象，及時調整閉氣節奏，認真做好收功動作，在此再重申一遍要練《活氣功》一定要重視平氣功和收功。

《活氣功》的吐納法機理，歸納起來正如《道經》所說：「五臟十二經脈為根，呼吸之門，三焦之源。」三焦的功能是氣化，上、中、下三焦氣化功能正常就會使內氣連成一氣，三焦在道教內丹術稱之為「氣街」，經云：「氣街者，氣之道路也，乃四通八達之道路也，主氣血運行，疏通經脈，聚神集精，動靜陰陽，如水流就濕，澆注以時，運氣上騰，降而雨焉。」

因此，本功是基礎功，練好了正七功，三焦氣化功能增強，即下丹田也充實了，下丹田築成了表明精滿氣足，精滿氣足內氣自然在體內循經脈周而復始運行。

十、《武當熊門七心活氣功》拍打法

說到排打法人們會聯想到煉功後的器具排打，一般剛開始排打不宜用器具，其實最初的排打是用手，即練完功後先合掌搓手，用雙手的掌、拳刃或拳拍打，拍打時動作上身輕，下身略重，即打人體上身時下手稍輕，排打下肢時可稍重，依次拍打內關、外關、環跳、足三里、三陰交等穴。循序漸進由輕到重的拍打，拍打有啟動經穴排濁留清的功效，也可用手搓捏全身，然後再找大樹或大石上，靠、擦、撞。擦、撞時要配合動作和呼吸，俗稱「做靶子」。等到精滿氣足時再用器具排打，下面介紹「活氣功」排打器具及用法。

準備以下器具：

1. 竹棍：

將竹子削成60公分長，和竹筷一般粗細，約三十來根，捆紮在一起，成一根軟竹棍，自上而下打遍全身，稱為「刷身」。

2. 短棒：

二節棍、三節棍、鋼筋、鐵尺等，自己排打名為「開皮」。由助手幫忙排打謂之「開打」。

3. 長棍：

直徑約4公分，一頭柱地或牆角，一頭頂住，下丹田，中脘，天突，配合動作和吐納，身體向下用力抵壓棍端，適應後棍端直徑削細。（見副七功）

4. 沙包：

用細密的布做成袋狀，將曬乾的細沙裝入包內紮緊袋口，再將沙包懸掛在樹上或支架上，先用身體各部靠打。

5. 綠豆鬥、赤豆鬥、玉米鬥、砂鬥、鐵砂鬥：

主煉手指功，在扡前先運氣於手指，先用手指扡綠豆鬥，赤豆鬥，玉米鬥，再扡砂鬥，待砂鬥過關，再扡鐵砂鬥。

上述是常見的排打功練習方法和器具，練習排打，非一般練習，一定要循序漸進，切不可急於求成，若不注意，常常事與願違，不僅難以達到強筋壯骨之目的，反而導致損傷。

人體皆為血肉之軀，對抗打擊的承受能力，都不相同，排打也是有限度的習煉，練排打功一定要有有實際經驗的老師當面示範指導，切忌在無人指導的情況下，以道聽途說之音，或憑以隻字片紙或「按圖索驥」盲修瞎煉，都會帶來不堪設想的後果。

排打功的過程是運氣與用氣的過程，他的先決條件，必須有氣，有氣才能運用。排打有一定的強度，說明有氣還得有力，氣走於經脈，力出於血肉皮骨，故有力者，外壯皮骨為形，內壯經脈為像。國術家歸納他為兩句話「內練一口氣，外練筋骨皮」。兩者不可偏廢其一。

往往有這樣一種現象：有人被打得皮開肉綻，骨斷筋折，卻無性命之危；有人遭擊，外觀不見傷痕，卻氣滯血瘀，甚至當場送命。究其根由，前者僅傷其外，後者則力透其表而達於裡。後者為煉拳不煉功，外受攻擊，內受震撼，為求內外堅實，應先煉正七功，運氣實內，再煉副七功和排打功，以堅其外，內外皆堅強，功乃大成。

關於排打功的機理，已有很多同道從運動醫學、運動生理學、解剖學、運動心理學，以及運動力學的角度進行研究，使排打功沿著科學的道路發展。

十一、練功注意事項

1. 練功必須有經驗豐富的拳師或氣功師指導。
2. 勿在身體疲勞時練習排打功。
3. 在練功期間禁房事（百日）。
4. 練功時眼睛必須睜開，頭暈、腦脹、胸悶停練。眼發脹，耳鼓膜發脹、停功三至五日。
5. 每個功把的練習數，要根據各人的實際情況，循序漸進，切不可強求一致。
6. 排打時不可憋氣。
7. 生氣時不可練功。

後　記

《武當熊門七心活氣功》是一套在湖北民間傳承的武當功法，具有很好的實用性。

八十年代曾傳播到海內外，當時湖北黃石的葛銀香老拳師尚健在，由嚴蔚冰、黃順之、高文一同參加了《武當熊門七心活氣功》整理，得到了《武當熊門七心活氣功》傳人葛銀香老拳師的支持，整理後的初稿曾在黃石市武術協會主編的《黃石武術》上發表，一九八九年收錄到嚴蔚冰編著的《實用道家氣功法》中，由廣西民族出版社出版，全國新華書店發行，多次再版，發行量較大。

近年來臺灣專業國術養生出版機構大展出版社有限公司對傳統養生文化和國術的出版發行作出了貢獻，先後出版發行了「本衙藏板」《達摩易筋經》和《達摩洗髓經》，值得慶倖的是《達摩易筋經》2009年6月被上海市政府批准為第二批上海市非物質文化遺產，同年又被中華中醫藥學會評審為建國60周年中醫藥優秀科學普及圖書，獲三等獎，也是獲獎科普圖書中唯一一部功法類書籍。

《武當熊門七心活氣功》作為單行本出版發行是一件令人快慰的事，現在一套原汁原味的武當功法就要面世了，首先要感恩傳承中華國術的先輩們，感恩臺灣大展出版社有限公司的同仁，石卿為全書和DVD的編輯付出了辛勤的勞動在此表示感謝。

嚴蔚冰 黃順久
己丑年大暑於上海嘉定別墅

嚴蔚冰簡介

嚴蔚冰先生，自幼從明師習武，研習《達摩易筋經》、《達摩洗髓經》、《五禽戲》、《八段錦》等中國古代傳統導引養生法。

早在上世紀八十年代初，嚴蔚冰就在國內諸多高校，辦班講學。深受國內外學員的關注和好評。

一九八六年被中國廠長經理研究會聘為專職養生顧問，提供健康方面的諮詢和服務。

一九八九年編著《實用道家氣功法》，由廣西民族出版社出版，全國新華書店發行。一九九〇年再版，一九九一年重版，改版式為繁體字，海外由香港三聯書店發行，發行量幾萬冊。

一九九五年至一九九七年，上海閉關閱藏，著《佛教醫方明集要》。

二〇〇〇年，赴香港親近國學大師南懷瑾老師，得南老印可《易筋經》傳承法要。

二〇〇一年編著《帕金森症整體運動法》、《尋醫之路》。

二〇〇三年被中國國際醫療保健促進會授予「中國自然醫學傑出人才」。

二〇〇五年簡體中文版《達摩易筋經》由香港一時文化藝術出版社出版。

二〇〇七年嚴蔚冰出任世界醫學氣功學會常務理

事。

二〇〇八年繁體中文版《達摩易筋經》由臺灣大展出版社有限公司出版發行。

二〇〇九年繁體中文版《達摩洗髓經》由臺灣大展出版社有限公司出版發行。

二〇〇九年簡體中文版《達摩易筋經》（修訂本）由上海古籍出版社出版，國內外發行。

二〇〇九年嚴蔚冰先生傳承的「衙門藏板」《達摩易筋經》申報列入上海市（省級）非物質文化遺產名錄。

二〇〇九年嚴蔚冰先生傳承之《達摩易筋經》被中華中醫藥學會評為「新中國成立六十周年優秀中醫藥科普圖書著作獎」。

二〇〇九年出任上海嘉源海文化發展有限公司技術總監，主持《達摩易筋經》非物質文化遺產傳習所。

經過四十餘年的研究和實踐，嚴蔚冰先生積累了豐富的教學實踐經驗，整理出一整套科學規範的傳承功法教學體系。具有針對性強、方法簡便、效果明顯等特點，深受國內外學員好評。

嚴蔚冰聯繫方式

E-mail：yan-weibing@hotmail.com

黃順久簡介

黃順久，男，一九五七年二月三日出生於湖北省黃石市。畢業於武漢體育學院。任湖北師範學院體育學院教師。從1980年至今從事體育教學與研究工作，曾練過多種外家拳、內家拳、硬氣功、保健養生功法等。現任黃石市武術協會、黃石市跆拳道協會以及黃石市搏擊協會副主席，世界醫學氣功學會會員。經常參加和組織武術、氣功方面的教學與競賽、表演活動。國家武術一級教練員、高級按摩師。主要經歷如下：

一、武術、氣功方面的社會活動

1. 一九八二年六月代表黃石市武術隊，參加湖北省第六屆運動會武術比賽，武松脫銬拳獲傳統專案優秀獎。（《黃石武術》書26頁。黃石市武術協會編）
2. 一九八三年至一九八八年任黃石市氣功學會理事，主要負責功理功法方面的教學與研究，曾進行多種功法的教研活動。
3. 一九八三年至一九八八年多次參加《諸葛亮》、《天國恩仇》、《追蹤黑殺手》等武打影視片的拍攝工作。（《黃石武術》書194頁。黃石市武術協會編）
4. 一九八七年，本人將氣功的放鬆功融入散打訓練中，培訓了一批散打隊員，在參加湖北省散打擂臺邀請賽中有兩名隊員榮獲65公斤級的冠、亞軍。（《黃石武術》書161頁。黃石市武術協會編）

5. 一九八七年八月受聘於廣西桂林氣功保健研究中心進行氣功教學。
6. 一九九六年參加第三屆全國工人運動會太極柔力球比賽的裁判工作，並被大會評為優秀裁判員。
7. 二○○一年獲中國武術段位五段。
8. 二○○二年至二○○四年，參與組織、策劃黃石市水上散打擂臺賽以及「比武招親」大賽等，並擔任副總裁判長兼編排記錄長和比賽現場的實況解說。
9. 二○○四年十月參加組織了「中國東方山中華武林絕技大賽」的比賽，並擔任副總裁判長。
10. 二○○五年九月任黃石市武術二隊的領隊，率隊參加了全國老年人太極拳、劍的比賽，並獲得了好成績。
11. 二○○八年六月至二○○九年八月分別四次擔任湖北省跆拳道比賽的編排記錄長。

二、著作、論文方面

1. 一九八七年撰寫的《氣功對散打速度的影響》一文，在國際氣功論文研討會上作大會報告。（深圳大學）
2. 一九八九年參編《太極五星錘》一書。（貴州人

民出版社）

3. 二〇〇一年參編《帕金森氏症整體運動鍛煉法》。
4. 二〇〇四年參編《現代實用美容學》一書。運動與美容保健等部分。（中國科學技術出版社）
5. 二〇〇九年六月在《健康指南》雜誌上發表了題為「練太極多注意膝關節的鍛煉」一文。

黃順久聯繫方式

E-mail：hshuenj@163.com

國家圖書館出版品預行編目資料

武當熊門七心活氣功／嚴蔚冰 黃順久 編著
－初版－臺北市，大展，2010【民 99.12】
面；21 公分－(養生保健；43)
ISBN 978-957-468-785-5（平裝附數位影音光碟）
1.氣功 2.養生
413.94 99020367

武當熊門七心活氣功

編 著 者／嚴 蔚 冰 黃 順 久
發 行 人／蔡 森 明
出 版 者／大展出版社有限公司
社 址／台北市北投區（石牌）致遠一路 2 段 12 巷 1 號
電 話／(02) 28236031・28236033・28233123
傳 真／(02) 28272069
郵政劃撥／01669551
網 址／www.dah-jaan.com.tw
E-mail／service@dah-jaan.com.tw
登 記 證／局版臺業字第 2171 號
承 印 者／傳興印刷有限公司
裝 訂／眾友企業公司
排 版 者／ERIC 視覺藝術
初版 1 刷／2010 年（民 99） 12 月
初版 2 刷／2014 年（民 103） 12 月 定價／280 元

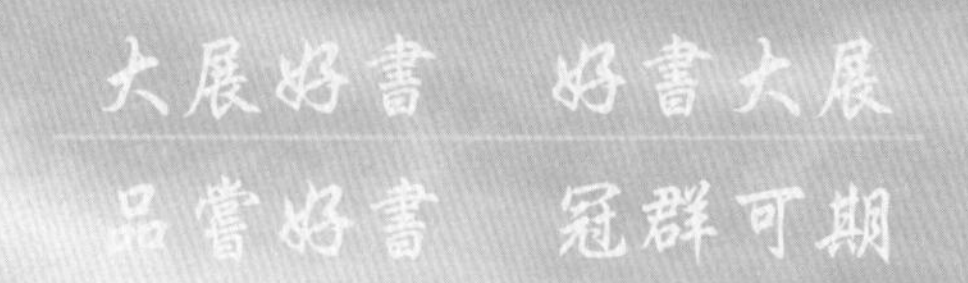
大展好書　好書大展
品嘗好書　冠群可期

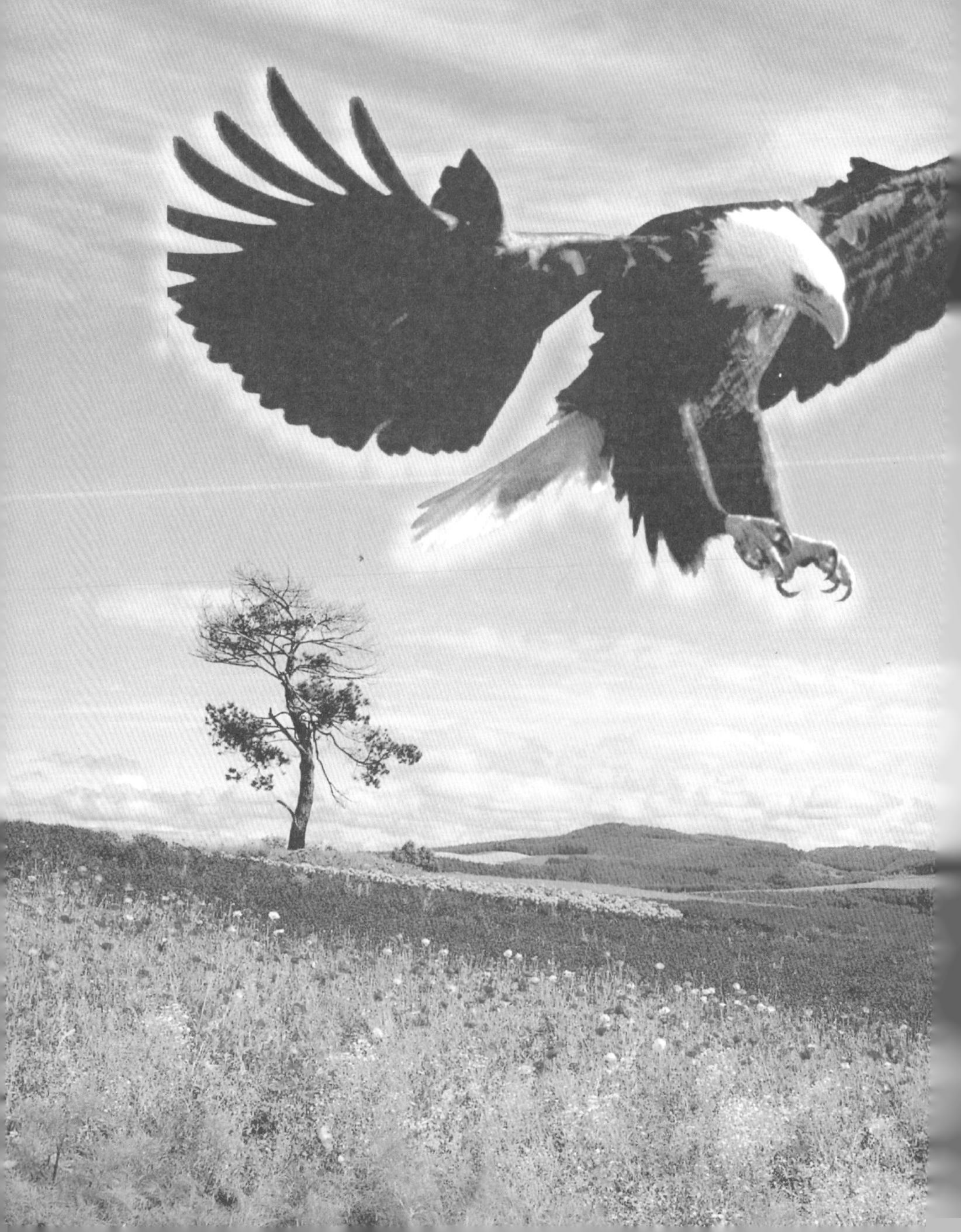